Dᵣ A.-E. COURT

La Fracture de Dupuytren

PARIS
G. STEINHEIL, ÉDITEUR
2, rue Casimir-Delavigne, 2
1910

La Fracture de Dupuytren

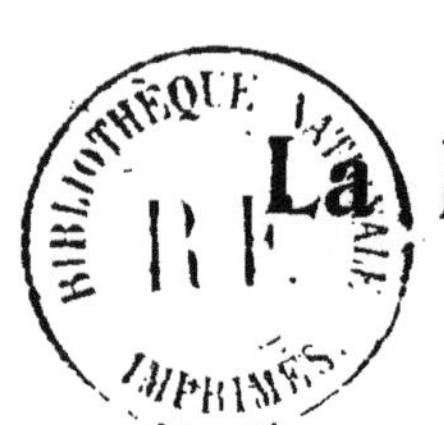

Dʳ A.-E. COURT

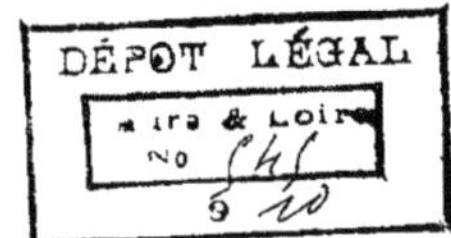

La Fracture de Dupuytren

PARIS
G. STEINHEIL, ÉDITEUR
2, rue Casimir-Delavigne, 2
1910

CHAPITRE PREMIER

INTRODUCTION

Parmi les fractures épiphysaires, les plus délicates à réduire sont, sans doute, les fractures de Dupuytren et similaires.

La situation juxta-épiphysaire de ces lésions, avec toutes ses conséquences, expliquerait déjà suffisamment leur gravité, si le voisinage de la clé de voûte du pied, base de la sustentation, où aboutissent les forces puissantes et opposées qui assurent la station et la marche, n'aggravait encore leur pronostic.

Les appareils les mieux faits, les soins les plus attentifs ne préservent pas toujours d'une consolidation vicieuse, et les patients ne se comptent plus qui sollicitent eux-mêmes du chirurgien l'amputation d'un membre impotent, douloureux, inutile.

Certes, il y a mieux que cette solution radicale. Le redressement aveugle, plus ou moins empirique, que pratiquaient les Hippocrate, les Galien, les Celse, l'*ostéotomie* aventureuse que tentait déjà Paul d'Égine au onzième siècle, et, plus tard, les premiers chirurgiens arabes, prouvent que déjà dans ces temps lointains la chirurgie ne tenait pas ces estropiés pour incurables.

Actuellement, l'antique *ostéoclasie* manuelle, malgré de scientifiques appareils, a presque disparu de la pratique, et c'est l'*ostéotomie* du chirurgien grec, reprise par Lemercier au commencement du dix-neuvième siècle, vulgarisée par les Allemands, qui, après avoir donné bien des mécomptes, est devenue, avec l'antisepsie, l'opération de choix.

A l'inverse de l'*ostéoclasie*, elle correspond à presque tous les cas : elle est précise, localisée ; elle ne crée aucun désordre articulaire ; associée à la résection articulaire, elle résout les cas les plus complexes.

La bibliographie de ces cals, assez chargée, prouve l'intérêt qu'a toujours suscité, parmi les praticiens, cette question de chirurgie, essentiellement utile et pratique. Toutefois, il faut atteindre le dix-neuvième siècle pour avoir, sur ce sujet, autre chose que des données vagues et confuses, des hypothèses faciles et sans preuves.

Dupuytren, le premier (1813), fait une étude d'ensemble des fractures péronéales : il résume toutes les théories de ses devanciers, émet des idées nouvelles sur le mécanisme, idées qu'il vérifie sur le cadavre ; il analyse, en observateur sagace, les symptômes ; décrit le premier la déformation « en coup de hache » et, avec un sens pratique bien connu, il propose une formule de contention, incomplète sans doute, mais logique, simple, ingénieuse. Après lui, Maisonneuve, Malgaigne, Trelat, Tillaux surtout, étudièrent longuement ces fractures. Parmi les contemporains, MM. Tuffier, Duplay, Delbet, Quénu, Kirmisson, Rieffel, etc.

Sans insister, nous condenserons, à notre manière, sur ce sujet banal du mécanisme, diverses théories utiles à rappeler ; ce qui nous permettra de parler ensuite logiquement des *désordres anatomiques* et d'en tirer les conséquences utiles au point de vue du *traitement de la fracture*, véritable traitement préventif du cal.

L'étude de l'*étiologie* et de l'*anatomie* du cal lui-même nous permettra de discuter ensuite, rationnellement, les *interventions possibles*.

Enfin, un chapitre de conclusions résumera, en formules brèves la substance, de ces pages.

On trouvera dans l'index bibliographique la liste des devanciers qui, après les maîtres cités plus haut, ont à leur tour étudié ces intéressantes fractures. Depuis trente ans, MM. Gangolphe (1882), Campenon (Thèse d'agrégation, 1883), Diederichs de Bonn (1889), Berteaux (1890), Junot, Davin (1893), Louart (1896), Menier (1900), en ont fait le sujet de leur thèse inaugurale.

Nous nous sommes inspiré de leurs travaux, que nous avons coordonnés. Des communications ou articles, épars depuis cette époque dans divers périodiques, et, en particulier, les lumineuses leçons de M. le professeur Delbet (1893-1897) les discussions de la Société de chirurgie, etc. ; des observations plus récentes dues à l'obligeante amitié de M. le professeur Leuret, chirurgien de Saint-Joseph, en nous permettant de faire des rapprochements intéressants, justifient ce modeste travail.

Il ajoutera peu de chose, sans doute, à un sujet si généralement connu, mais il n'aura pourtant pas été inutile, s'il réussit, comme il tente de le faire, à condenser, à préciser, peut-être à éclairer sur certains points, une question d'autant plus complexe qu'elle a été plus souvent traitée...

CHAPITRE II

MÉCANISME DE LA FRACTURE

Une brève étude du mécanisme de la fracture est nécessaire : elle éclaire utilement l'anatomie pathologique des lésions.

Si l'on se représente la disposition anatomique de la région qui nous occupe, on voit d'un côté une chape osseuse, une mortaise profonde supportant tout le poids du corps et coiffant une surface convexe : la poulie astragalienne. On constate de même que cette sorte d'équilibre instable, nécessaire aux mouvements variés de la jambe sur le pied, est limité, maintenu comme par des attelles, par les malléoles et leurs ligaments.

La cause première de toute fracture un peu complexe à ce niveau (en l'espèce : la fracture par abduction de Dupuytren) sera une modification brusque, sous les influences plus ou moins associées de la pesanteur, des muscles, ou de tout autre cause extérieure de l'*axe de sustentation du corps*, qui, parvenu au niveau de l'interligne, aura tendance à se dévier de la normale. Cette modification dans la direction de l'axe, avec modification du contact habituel des surfaces, peut d'ailleurs se produire, aussi bien par déviation plus ou moins isolée de la jambe, le pied étant fixe, que par déviation primitive du pied, l'axe de la jambe étant lui-même immobilisé par contraction musculaire ou cause extérieure.

Ces deux cas répondent aux deux types classiques de la fracture Dupuytren : 1° un pied se dévie en dehors, le long d'une pente irrégulière, ou d'un escalier, ou bien, 2° se prend dans une ornière, dans les barreaux d'une échelle, dans un étrier, se fixe violemment au sol dans une chute élevée, pendant que le corps en mouvement continue sa progression.

Dans le premier exemple, la jambe était relativement fixe, dans le second, c'était le pied.

Quand l'axe du corps, grâce à une mortaise élargie sous la poussée traumatique, se déviera de la normale (et la plus légère déviation suffira, si l'élargissement inter-malléolaire n'est pas exactement corrigé, Rieffel), ce sera ordinairement vers le côté interne du pied, à cause de la prédominance des muscles abducteurs ; d'où le valgus, première cause de la fracture de Dupuytren.

Si c'est en arrière de la mortaise que se fait la poussée de l'axe, le pied se déplacera en avant, si le contraire se produit, le pied se portera en arrière. Ce dernier cas est très fréquent, presque constant : la déviation de l'axe en avant est, en effet, anatomiquement facile et favorisée par la moindre rotation du pied.

Ces modifications dans la direction du poids du corps, au niveau du cou-de-pied, produiraient des résultats toujours semblables (valgus, varus, subluxations en avant ou en arrière) selon que la poussée serait interne ou externe, antérieure ou postérieure à la normale, si le pied était toujours en position de repos sur la jambe, dans cet état que l'on peut dire « indifférent », où il n'est ni en fluxion ou extension, ni en rotation en dedans ou en dehors. Il est évident que cette condition est rarement réalisée : il est, en effet, assez malaisé de concevoir un équilibre assez parfait des groupes musculaires antagonistes, au moment de l'accident, pour qu'il n'y ait pas un déplacement quelconque de la pointe du pied hors de la position de repos.

La poussée « en valgus » condition essentielle, suffit à expliquer les lésions principales et classiques de la fracture de Dupuytren.

La co-existence, avec cette poussée en valgus, d'une position du pied autre que la position de repos, explique les lésions accessoires.

§ 1. — La déviation essentielle : le valgus.

Ces forces ont des directions variées mais un but commun : elles tendent toutes à « énucléer » l'astragale de sa chape osseuse. Aussi cet « os roulant », une fois mobilisé, va-t-il commander tous les désordres : tirant sur ses ligaments inutiles, il élargit la mortaise, tend d'abord, arrache plus ou moins ensuite, sur une hauteur d'abord minime puis plus grande, les ligaments péronéo-tibiaux; et c'est ainsi, qu'élargissant peu à peu le diastasis, il se renverse en dedans, force la résistance du ligament deltoïde qui, trop résistant pour se rompre, arrache le tissu spongieux de la malléole ou du plateau tibial. Fracture normale à ce niveau, rare, par contre, à la malléole externe où l'entorse des ligaments, faibles et séparés, est la règle.

L'astragale, libre en dedans, se renverse alors à l'aise : sa face externe repousse au loin la pointe péronière, ce qui permet au diastasis de gagner en hauteur et de devenir bientôt suffisant pour arracher une partie des ligaments inférieurs.

Ainsi sollicité, d'une part par l'astragale qui repousse la malléole, d'autre part par les plus élevés des ligaments péronéo-tibiaux qui retiennent, au contraire, la partie supérieure de cette malléole ; le péroné dont la résistance est déjà amoindrie par l'exagération de sa courbure et l'action musculaire, se brise, en une région toujours la même : immédiatement au-dessus des ligaments péronéo-tibiaux, à une hauteur de 6 à 9 centimètres.

Au moment où les derniers ligaments péronéo-tibiaux résistent à la poussée de l'astragale, ils sont tendus à l'extrême et on comprend qu'au lieu de se rompre, ils puissent arracher, au moment de la fracture, un fragment à la diaphyse grêle du péroné, plus souvent qu'à la masse tibiale. D'ailleurs le fait que le péroné se fracture donne aux ligaments une facilité bien plus grande d'arrachement de ce côté. Logiquement, le fragment péronéen devrait être plus fréquemment rencontré. M. Delbet avait déjà pensé que l'arrachement tibial devait, en effet, être assez rare et ne pas correspondre à la majorité des faits : le musée Dupuytren ne conserve aucun type de cette lésion tibiale qu'on représente habituellement comme classique, tandis qu'il en possède deux avec arrachement du péroné. On en trouve plusieurs dans Gangolphe et Berteaux. Les observations que nous apportons concordent avec cette façon de voir.

Ainsi se constitue le type moyen de la fracture de Dupuytren que nous avons appelé le valgus pur, avec pied en position de repos : le diastasis y est modéré, limité par une fracture basse du péroné, il y a arrachement péronier et, rarement sans doute, arrachement tibial.

§ 2. — Les déviations accessoires associées.

L'état de flexion du pied, son extension, sa rotation en dedans ou en dehors, impriment, avons-nous dit, à cette fracture-type, des aspects différents.

La *rotation plus ou moins accentuée de la pointe du pied en dehors*, à cause de la position nouvelle qu'elle donne à l'astragale (position qui rend la poussée astragalienne sur la malléole, moins directe et *légèrement postérieure*, retarde la fracture du péroné ; elle permet au diastasis ou bien de s'aggraver, ou bien de se compléter jusqu'à déchirure complète.

Si une abduction très nette atténue cette poussée postérieure de l'astragale, on aura le premier cas c'est-à-dire une fracture de Dupuytren avec diastasis prononcé, mais limitée par la fracture basse du péroné. Si, au contraire, l'abduction n'est pas franche, mais que la déviation de la pointe du pied en dehors est extrême (constituant, en somme, la déviation), on aura la *fracture par diastasis de Maisonneuve*, fracture qui, grâce au diastasis complet, ne peut s'effectuer que dans la partie supérieure du péroné.

En somme, fracture de signes différents et d'étiologie voisine : la position de l'astragale seule, les distingue et on peut concevoir entre elles des intermédiaires. La fracture de Maisonneuve, sans un degré quelconque de valgus, c'est-à-dire avec arrière-pied absolument fixe, est sans doute aussi rare en pratique que la fracture de Dupuytren sans un certain degré de rotation de la pointe du pied. En somme, toute fracture dont l'abduction n'est pas franche, mais la rotation de la pointe en dehors, extrême, réalise le type Maisonneuve. Si, au contraire, l'abduction est accentuée et la rotation médiocre, on a une fracture de Dupuytren avec fort diastasis.

La *rotation du pied selon le plan horizontal*, en favorisant le déplacement de l'axe du corps en avant, permet également la subluxation du pied en arrière, subluxation aidée, exagérée, maintenue, après la double fracture des attelles, par la contraction puissante du triceps sural. Ce déplacement du pied, que l'on a tendance à considérer comme exceptionnel, alors qu'il n'est que peu apparent, serait sans doute reconnu constant s'il était méthodiquement recherché. Il représente la première étape de l'équinisme, urgente à corriger, si l'on ne veut pas s'exposer, sous l'appareil ou même plus tard, à des déplacements qu'on dénommera « secondaires » et qui n'étaient que primitifs et méconnus. Cette rotation du pied en dehors, au moment du valgus, qui correspond, au type le plus fréquent, explique l'obliquité habituelle du trait de fracture, qui a naturellement tendance à être plutôt transversal dans l'abduction pure.

La *flexion du pied sur la jambe* peut aussi s'associer au valgus. A cette circonstance, sont dues les fractures de l'astragale, qu'on rencontre surtout dans les fractures de

Dupuytren de cause directe. MM. Tillaux et Ombrédanne ont fait sur ce point des expériences concluantes. Il faut noter que cette flexion, condition essentielle, est toujours plus ou moins associée à la rotation.

L'extension du pied au moment du traumatisme, favoriserait plutôt le déplacement du pied en arrière.

Ces mouvements de rotation du pied dans le sens horizontal ou vertical, s'associent donc plus ou moins les uns ou les autres au mouvement principal d'abduction. Toutefois, les types les plus communs sont l'abduction avec rotation du pied en dehors, l'abduction avec flexion du pied ; ces deux types correspondent à la chute naturelle du corps en avant et du côté de la jambe saine.

En résumé :

La connaissance des positions « accessoires » du pied au moment du valgus permet une réduction plus efficace, parce que mieux éclairée.

1° Le déplacement du pied en arrière, première étape de l'équinisme et, plus tard, cause possible de déplacements secondaires, ne serait pas exceptionnel, mais très fréquent ;

2° La position « accessoire » du pied en « flexion » doit faire soupçonner des lésions de l'astragale et militer en faveur d'une intervention sanglante ;

3° Le fait que le pied avait la pointe en dehors au moment de l'accident doit faire supposer un diastasis accentué, bien qu'inaperçu ;

4° Ce diastasis existe plus ou moins dans toute fracture de Dupuytren. Ignoré ou mal réduit, il est une cause de déplacement facile de l'astragale et de déviations dites « secondaires ».

COURT.

2

CHAPITRE III

SYMPTÔMES ET ANATOMIE DE LA FRACTURE

Comment se présente le membre dans une fracture type,
avec déplacement ? Les lésions se manifestent à la vue par
des changements dans les lignes normales de la jambe et
du pied, il y a déplacement visible des axes.

Deux de ces déplacements sont essentiels et aussi classiques qu'apparents : le déplacement « en valgus » et la
dépression en « coup de hache ». Ils correspondent aux
deux lésions capitales, sans lesquelles il n'y a pas de fracture de Dupuytren : 1° la rupture de l'attelle interne, qui
permet le valgus ; 2° la rupture péronière, qui donne l'aspect du « coup de hache ».

Supprimez expérimentalement le ligament latéral interne
ou la malléole interne (fait, excessivement rare en clinique)
le pied s'inclinera très légèrement en dehors, et vous n'ob-
tiendrez pas le « coup de hache ». Prenez, d'autre part, un
cas accidentel ou expérimental dans lequel le péroné présente une solution de continuité au niveau de son col mais
sans lésions de l'attelle interne, vous n'aurez ni déviation du
pied ni « coup de hache ». Si, par contre, survient une suppression de l'attache interne de la mortaise, vous pourrez voir

apparaître ces deux déformations caractéristiques (Junot).

A l'examen, il y a déplacement en masse du pied. Il apparaît luxé en dehors, et le mot « luxé » est en partie exact, puisque l'articulation est touchée.

L'axe de la jambe prolongé ne tombe plus au niveau du deuxième orteil, mais vient couper le premier métatarsien ou même tombe en deçà du pied.

L'avant-pied est raccourci. La concavité au niveau du tendon d'Achille est exagérée. C'est l'indice d'un déplacement en arrière qu'on a tendance à considérer comme exceptionnel et que, nous appuyant sur le mécanisme et le raisonnement autant que sur la clinique, nous croyons habituel. Ce détail a son importance au point de vue de la réduction. La saillie du bord antérieur du plateau tibial, qui a déformé et supprimé le pli de flexion, souligne encore ce déplacement en arrière.

Un moyen fort simple permet d'en vérifier l'existence, quand il est peu apparent :

Le malade assis, les deux pieds symétriquement posés sur deux feuilles blanches, on fixe au crayon, sur le papier, les deux extrémités du pied. Deux bouts de carton appliqués, l'un en avant des orteils, l'autre en arrière du calcanéum, tous deux bien parallèles entre eux et perpendiculaires à l'axe antéro-postérieur, rempliront parfaitement cet office. Une autre plaque de carton, toujours parallèle aux deux autres, est ensuite appliquée, par son bord le plus long, exactement derrière le tibia, dans la partie tout à fait antérieure de la gouttière, de façon qu'elle soit tangeante au bord postérieur du tibia ou au moins dans son prolongement ; on obtient ainsi un 3° point de repère.

Les deux graphiques obtenus permettront de comparer les longueurs différentes des deux avant-pieds et de se rendre compte du moindre déplacement du pied, en arrière de l'axe de la jambe.

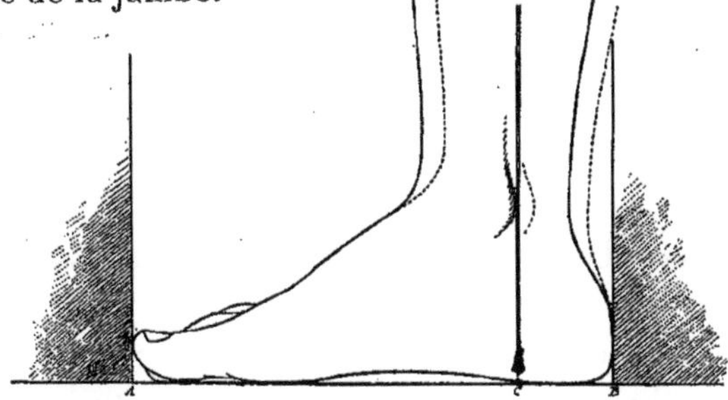

Fig. 1.

Un fil à plomb tendu à la partie interne de la jambe donnerait un renseignement plus exact.

Si l'on constate facilement un élargissement inter-malléolaire (dû à la rupture des attelles), il est plus difficile de reconnaître et d'apprécier le diastasis vrai. La palpation et la pelvimétrie pourront, toutefois, donner des résultats suffisamment précis.

On peut affirmer le diastasis d'après Chaput, quand on observe, en même temps, sur la radiographie, les deux signes suivants :

1° Élargissement de l'espace clair péronéo-tibial (la normale est de 5 mm.) ;

2° L'empiètement minime du tubercule antérieur du tibia sur le péroné (empiètement d'un ou 2 mm.).

Symptômes, on le conçoit, délicats à trouver sur les radiographies. Et comme la *douleur localisée inter-malléolaire* n'est pas un bon signe, on ne pourra, le plus souvent diagnostiquer à coup sûr le diastasis que s'il est assez accentué pour frapper la vue.

Ces déplacements, nés de lésions, ont grandi, grâce à l'activité musculaire. On admet, en effet, malgré l'opinion de Malgaigne, que les forces musculaires entrent en jeu sitôt que le traumatisme, ayant brisé les attelles du pied, a transformé celui-ci en « pied de Polichinelle ». La tendance à l'équinisme, ou au « pied talus » (selon le groupe musculaire lésé), l'exagération du valgus, etc., sont dues à la contraction musculaire.

Le pied est, dans son ensemble, gonflé et informe : l'hémarthrose qui, plus tard, produira l'arthrite sèche, etc., a distendu les tissus, provoqué l'œdème et le tiraillement des gaines tendineuses, toutes causes dont nous verrons l'importance dans l'étiologie des cals vicieux.

Les mouvements sont limités : seule, la mobilité latérale persiste, elle est exagérée, donnant le signe classique du « ballottement astragalien ».

Au toucher, on trouve en dedans le relief du fragment supérieur en tranchant du tibia, lequel, saillant, tend une peau amincie, prête à s'ulcérer. Sous cette saillie, une dépression marque la place de la malléole entraînée en dehors par le déplacement de l'astragale.

Sur le côté externe du pied, à quelques centimètres au-dessus du plan de l'interligne, une dépression caractéristique est visible : le « coup de hache » de Dupuytren. Le doigt s'y enfonce vers la malléole externe dont une portion est souvent restée fixée au tibia, tandis que sa partie inférieure, basculée, fait saillie en dehors par sa pointe. Le fragment supérieur, élastique, domine d'ordinaire cette dépression.

Le foyer ouvert, on constaterait, suivant les cas, l'ensemble ou une partie des désordres suivants : une mortaise élargie, parfois dans des proportions considérables, que l'examen clinique n'avait pas laissé supposer, parfois même un diastasis tel qu'il y a pénétration de l'astragale entre les deux os.

On trouve un astragale plus ou moins luxé sur ses axes, déformé parfois et quelquefois fracturé. Comme ses positions anormales commandent les attitudes vicieuses du pied, on le trouvera, naturellement, en dehors et en arrière de sa mortaise. Nous savons déjà que le fragment tibia la suivi l'astragale et son ligament dans leur déplacement en dehors. On pourra trouver encore à ce niveau un fragment marginal antérieur ou postérieur, détaché du plateau tibial, et le fragment péronier, arraché par les ligaments, au moment du diastasis.

Au niveau du péroné, le trait de fracture commence en haut et en arrière, entre 6 et 9 centimètres de la pointe. Il a une direction plus ou moins oblique de haut en bas, de dehors en dedans, et aussi d'arrière en avant, se terminant près de l'articulation. Le fragment supérieur reste parfois collé au tibia ; plus rarement il est mobile, donnant sous la peau la sensation d'élasticité.

On a trouvé plus rarement un fragment du péroné détaché, tombé dans la loge postérieure.

Tel est l'ensemble des lésions.

De la présence ordinaire de trois fragments, de l'existence d'un diastasis plus ou moins accentué, qu'on s'efforcera, malgré la difficulté, de découvrir ; de l'existence de la subluxation en arrière, qu'on pourra déceler par un procédé très simple, on peut déjà tirer d'utiles indications pour la réduction.

CHAPITRE IV

TRAITEMENT DE LA FRACTURE

Comme pour toute fracture, le principe de traitement est le même : réduction et contention sous appareil exact, d'après une connaissance précise des lésions :

1° Le valgus.

2° Le déplacement en masse du pied en dehors, avec pointe en dehors.

3° Le déplacement en arrière.

4° Le diastasis, plus ou moins prononcé et apparent. Sans parler des cas exceptionnels comme le « valgus équin » (dû à des fractures de l'astragale) ou plus rares encore comme le « talus ».

L'astragale seul, nous le savons, a produit tous ces déplacements, en quittant la mortaise où il était maintenu. La réduction devra donc :

1° Redresser l'astragale dans sa mortaise ;

2° Corriger le diastasis.

L'astragale réduit ramènera, en effet, naturellement les malléoles au niveau de leur diaphyse. Quant au diastasis corrigé, il supprimera toute cause de déplacement ultérieur.

But d'aspect facile, difficile à réaliser si l'on a, comme critérium de la réduction, le seul redressement du pied.

En effet, une fracture de Dupuytren n'est pas forcément réduite parce que, à première vue, on a rendu au pied et à la jambe leurs rapports normaux. Il ne s'agit, dans ce cas, que d'une fracture apparemment réduite.

Le mouvement qui a ramené le pied en adduction s'est passé le plus souvent dans l'articulation astragalo-calcanéenne et la médio-tarsienne, l'astragale n'y ayant que peu ou pas contribué.

En effet, à l'examen radiographique de certaines fractures considérées comme réduites, encore sous l'appareil, on a découvert que l'astragale n'emplissait pas la mortaise élargie et qu'il y avait un vide entre les deux surfaces, il y avait en somme manque de contention de l'astragale plus ou moins déplacé (Chaput, Tuffier).

§ 1. — La réduction non sanglante.

Le déplacement en arrière est quelquefois peu apparent, masqué par l'œdème, mais habituel. Il est logique de le réduire avant de ramener, par l'adduction forcée, l'astragale dans sa mortaise. Si on le néglige, l'adduction est moins efficace, et cette première étape de l'équinisme permet tous les déplacements ultérieurs. Ce sera le premier temps de la réduction :

L'opérateur saisira d'une main le talon, de l'autre il enserrera solidement le bout du pied ; après une traction lente et progressive selon l'axe, pour vaincre la tonicité

musculaire et désengréner les fragments, il portera le pied
en avant. M. Delbet fait à ce sujet les observations suivantes : « Quand le chirurgien saisit le talon pour le porter en avant, il arrive qu'au lieu d'obtenir le mouvement
de translation qu'il cherche, il produit simplement une
flexion, une angulation au niveau de la fracture. Le
résultat apparent est satisfaisant : le talon ne fait plus
saillie, l'avant-pied ne paraît plus raccourci, mais cependant l'astragale n'a pas repris ses rapports normaux et dans
ces conditions la flexion reste limitée. »

Le deuxième temps consistera à porter le pied en dedans,
en lui imprimant en même temps un certain degré de rotation suivant son axe antéro-postérieur, de façon à incli-
ner la pointe du pied en dedans.

Si vérification faite, au doigt d'abord, à la radiographie
si possible ensuite, la réduction ne paraît pas effectuée,
on pensera alors à vaincre la résistance musculaire, cause
probable de l'irréductibilité et dont Behrard disait en
1842 : « Quelquefois la contraction musculaire est telle que
toute réduction est inutile ».

On pourra supprimer cette résistance de deux façons :

1° En donnant au patient l'attitude en flexion conseillée
par M. Duplay, que compléterait, d'après M. Quénu, l'abduction de la cuisse ;

2° Par l'anesthésie chloroformique.

On mettra donc le pied dans l'extension forcée, puis on
fléchira fortement la jambe sur la cuisse et celle-ci sur le
bassin. Dans cette position, qui relâche complètement les
muscles de la région postérieure de la jambe, il suffira
d'exercer des tractions sur le pied, tandis qu'un aide pra-

tique la contre-extension avec ses deux mains entre-croisées sous la jambe, pour obtenir une réduction qui, souvent, résistait aux tractions les plus énergiques appliquées sur le membre étendu (Duplay).

On aura ensuite recours, si besoin, à l'anesthésie chloroformique, que la plupart des chirurgiens emploient systématiquement. M. Delbet lui trouve des inconvénients, à cause de sa phase d'excitation, gênante pour la réduction.

A la suite d'un médecin italien : M. Lerda, M. Quénu propose l'anesthésie locale avec une solution de cocaïne à 1/200. On y ajoute 1 centimètre cube d'une solution d'adrénaline à 1/100 pour diminuer l'étendue des hématoses. Il emploie sa solution de la façon suivante : injection d'un centigramme de cocaïne au niveau du péroné, contre l'os 1 centigramme au niveau de la malléole interne, 1 centigramme dans l'articulation. En tout, 6 centimètres cubes de la solution et 3 centigrammes de cocaïne. Après 5 minutes, toute sensibilité est abolie, toute contraction a cédé. On réduit alors facilement. L'anesthésie persiste pendant toute la durée de l'application du plâtre.

§ 2. — La réduction sanglante.

Il arrive que tous ces moyens sont inutiles. On a affaire à une fracture irréductible à moins d'intervention. La radiographie montre alors, dans la plupart des cas, une luxation plus ou moins prononcée de l'astragale, qui, grâce à un état très net de diastasis, à un élargissement considérable de la mortaise, a pu se renverser, s'engager plus ou moins entre les deux os, se coincer dans sa mortaise. On conçoit que dès lors tous les efforts de la réduction soient déviés, annulés. Il en est naturellement ainsi chaque fois qu'une réduction porte à la fois sur une fracture et sur une luxation. Le tibia et le péroné s'opposant, par suite de leur déplacement, des bords et des angles irréguliers, au lieu de se présenter leurs surfaces articulaires, les manœuvres de réduction ne peuvent, *par glissement*, faire reprendre à l'astragale sa place naturelle.

L'existence d'un fragment intermédiaire, qu'il soit péronier ou tibial, est une deuxième cause d'irréductibilité. Un fragment astragalien, dans certaines fractures de causes directes, vient parfois encore compliquer le cas.

Le plus souvent, ce sera un épanchement sanguin considérable ou l'interposition de lambeaux conjonctifs effilochés qui s'opposera à la coaptation des bouts osseux.

En somme, par ordre de fréquence, on aura soit un coincement de l'astragale, soit un hématome, soit un fragment intermédiaire. Circonstances qui, naturellement, peuvent être plus ou moins associées.

Une réduction faite sous la direction de la radiographie donnerait plus de garantie de succès : M. Tuffier utilise, à cet effet, depuis de longues années, une table munie en bas d'une ampoule de rayons X. Ses minutieuses recherches lui ont permis de conclure que la réduction parfaite, était impossible dans le plus grand nombre des cas et la coaptation boiteuse. Il signala aussi le premier le signe trompeur du redressement du pied.

Si la radiographie ne donne pas de solution utile, il faudra intervénir. Ces cas d'irréductibilité sont tous, naturellement, justiciables d'une intervention immédiate.

Depuis une vingtaine d'années, l'habitude se répand peu à peu, en France, d'intervenir dans les fractures complexes, surtout les fractures articulaires : MM. de Brignoles (1), MM. Berger, Poirier, Nélaton, etc. et surtout MM. Tuffier (2) et Lane (de Londres) en ont fixé la technique et les indications.

Il est certain qu'en dehors des cas d'irréductibilité absolue, l'intervention, employée uniformément dans tous les cas de fractures articulaires a d'inappréciables avantages : elle assure une consolidation plus rapide, en permettant d'évacuer le sang ; un résultat fonctionnel meilleur, en donnant la possibilité, dans les fractures récentes, d'engréner exactement les fragments, de coapter parfaitement les surfaces articulaires. On peut lui faire une seule objection, c'est qu'elle ne peut être pratiquée partout, exigeant une installation aseptique parfaite.

Asepsie pendant deux jours. — Nouvelle désinfection soigneuse sous l'anesthésie. Incisions latérales se prolongeant en avant. On récline les tendons — ouverture de l'articulation — enlèvement de l'obstacle : fragment intermédiaire, hématome. Si l'astragal est déformé, fracturé : astragalectomie. — Fixation des fragments osseux, mais pas avant d'avoir enlevé soigneusement des lambeaux (faits d'aponévroses et de périoste), qu'on trouve toujours, dans ces cas, prêts à s'interposer.

(1) *Société de Chirurgie* (1804).
(2) Thèse de M. DUJARIER, son élève: *De l'intervention sanglante dans les fractures* (1900).

Les *fils d'argent*, en somme peu résistants, ne peuvent s'employer que pour les traits transversaux ou pour les petits fragments surtout s'il y a fissure, tendance à la formation d'éclat. Lane recommande de les rapprocher le plus possible du trait de fracture et perpendiculairement à ce trait. Ils sont tout indiqués pour la fixation de la malléole interne. Associés aux chevilles, vis, agrafes, ils répareront facilement les arrachements plus considérables de la diaphyse externe.

Les *chevilles* (os de veau, ivoire), les *vis* (vis de Lambotte, vis de charpentier), les *agrafes* (agrafes de Jacoël, de Lambotte, etc.), les *clous* de menuisier même, sont utilisés, selon les cas, sans qu'il y ait, a priori, des raisons de choisir les uns ou les autres. Les vis, de l'avis général, donnent des résultats parfaits, pour fixer entre eux les fragments volumineux, les chevilles semblent plus pratiques dans les fixations obliques. Ces procédés sont suffisants pour corriger tout déplacement. Inutile donc de compléter leur action, en ajoutant des fils d'argent. Les agrafes ont l'avantage de pouvoir être enlevées facilement, de supprimer toute crainte au sujet de la raréfaction osseuse qu'amène parfois la présence des corps étrangers.

Application de l'appareil plâtré, ou d'un appareil de contention quelconque.

§ 3. — **La contention**.

Si le foyer n'a pas été ouvert, il faut s'assurer de la réduction. La radioscopie, prise sous des angles différents, bien interprétée, donne sur ce point une sécurité suffisante. Seul, le diastasis modéré lui échappe parfois. Toutefois, l'emploi de la radiographie étant exceptionnel, l'examen clinique doit suffire :

On vérifie donc la symétrie du squelette : l'axe de la jambe prolongé tombe bien sur le deuxième métatarsien ; le pied est bien à angle droit sur la jambe ; il n'y a plus de raccourcissement de l'avant-pied, plus de concavité anormale au niveau du tendon d'Achille, le bord antérieur du plateau tibial n'est plus saillant. Si une hémarthrose, un œdème insignifiant ont permis d'affirmer au toucher un redressement de la malléole externe, c'est encore mieux ; et il est probable que l'astragale a réintégré sa mortaise, au moins en partie, mais cela n'est pas sûr. De plus, le diastasis, s'il n'est pas prononcé, a le plus souvent passé inaperçu ; de même le déplacement en arrière, s'il est masqué par l'œdème. On aura peut-être songé à s'assurer de l'existence du diastasis, en utilisant un instrument de mesure dans le genre du pelvimètre des accoucheurs ou d'un Vernier quelconque, à moins que l'on se soit contenté de la main en serrant par comparaison et successivement les deux os de la jambe. On n'aura pas négligé de rechercher autrement qu'à la vue la subluxation en arrière, qu'il serait dangereux de négliger, soit par le procédé dont nous avons parlé précédemment, ou par tout autre moyen suffisamment précis.

Cet examen fait, on sera renseigné sur tout sauf sur ce qu'il serait le plus important de savoir, c'est-à-dire s'il y a oui ou non redressement certain de l'astragale, sans lequel pourtant les fragments ne peuvent pas être suffisamment dans l'axe de leur diaphyse pour se solidifier à coup sûr. (Il n'est naturellement pas question d'une coaptation exacte pour ainsi dire impossible à obtenir.) Aussi peut-on conclure que la radiographie seule permet d'affirmer une réduction certaine.

C'est donc sans sécurité aucune que, le plus souvent, le chirurgien confiera sa fracture supposée réduite à un appareil plâtré. Sous cette carapace qui supprime toute surveillance, des déviations secondaires vont s'amorcer, les épanchements se résorber, la constriction forcément uniforme du plâtre va troubler l'irrigation et la vitalité du membre, des amyotrophies précoce, en seront la conséquence.

Si, après quelques jours, quand on renouvelle l'appareil, on corrige aussi minutieusement que la première fois tout déplacement, on mettra de son côté une chance de plus de succès... Mais, après, c'est l'abandon définitif des lésions dans une enveloppe que les rayons X seuls peuvent percer, sans facilité d'ailleurs, si l'on n'a pas pris les précautions convenables.

On peut faire d'autres critiques encore aux appareils employés : s'ils donnent utilement, les premiers jours, une grande force de contention, cette force deviendra de plus en plus inutile, il viendra un moment où elle sera même nuisible à la consolidation. De plus, la puissance constrictive qu'ils développent est uniformément répartie sur tout le membre, comprimant l'ensemble des vaisseaux et des nerfs, alors qu'une poussée localisée sur tel ou tel segment, sera suffisante. On peut ajouter enfin qu'ils ne tiennent guère compte du diastasis.

En résumé, un appareil se rapprochant de la perfection

devrait pouvoir être amovible, laissant la fracture sous l'œil, pour la surveiller et la masser dès le début. Il devrait avoir une force de contention capable d'être graduée, en temps voulu, et ne s'appliquant qu'aux seuls points utiles.

Un tel appareil est-il impossible à concevoir? Nous ne le pensons pas.

Après avoir décrit les appareils en usage, nous donnerons un schéma de l'appareil dont nous avons eu l'idée, sans aucune prétention d'avoir résolu définitivement le problème, mais plutôt dans le but d'ouvrir la voie à de plus compétents.

Depuis Malgaigne, ce sont les appareils plâtrés qui sont les plus utilisés. On donne ordinairement la préférence aux attelles de Maisonneuve sur les appareils aujourd'hui démodés de Velpeau, Laugier, Richet, Verneuil. Cet appareil donne une contention suffisante (réserves faites des objections citées plus haut), si l'on a soin, 1° de les renouveler une deuxième et même une troisième fois, 2° de maintenir, comme le conseillait Dupuytren, la jambe en demi-flexion, pour diminuer la contraction musculaire.

Nous ne croyons mieux faire que d'emprunter la description de l'appareil de Maisonneuve au docteur Menier, qui l'a minutieusement décrit dans sa thèse :

« Prenez une pièce de tarlatane forte de seize feuillets d'une largeur couvrant la moitié postérieure du membre et s'étendant depuis le pli fessier jusqu'à la racine des orteils, s'appliquant ainsi sur toute la plante du pied et la jambe.

« Confectionnez également une seconde attelle d'une longueur double de la précédente, plus large, mais un peu moins épaisse, soit douze feuillets de gaze. Vous les impré-

gnez du liquide plâtré gâché à l'avance, et vous les appliquez en commençant par l'attelle postérieure que vous
glissez sous la face postérieure de tout le membre inférieur
et sous la plante du pied en contournant le talon.

« Pendant qu'un aide la maintient bien tendue dans cette
position, vous appliquez la seconde attelle que vous passez
en étrier sous la première dont elle doit recouvrir les bords
dans toute sa longueur. Vous les fixez avec une bande de
toile roulée en spire autour du membre et suffisamment
serrée.

« Le lendemain vous enlevez le bandage spiral qui en-
toure l'appareil pour lui substituer quelques bandes de dia-
chylon que l'on applique au milieu et aux deux extrémités du plâtre au niveau de la fracture, il est d'usage de
pratiquer une fenêtre pour surveiller les téguments.

« Une solide gouttière plâtrée (16 doubles) est taillée de
telle façon que, postérieure au niveau de la jambe et du
genou, elle s'infléchisse en dehors au-dessus de l'interligne
tibio-tarsien, laissant à découvert la malléole interne, et
devienne tout à fait externe au niveau du pied dont elle
enveloppe et maintient solidement le bord externe. Cet appareil est consolidé en dehors par une épaisse attelle plâtrée. Puis, immédiatement avant que l'appareil plâtré ait
commencé à se consolider, nous appliquons la grande attelle
interne de Dupuytren, à l'aide de laquelle nous pouvons,
par des tours de bande, en 8 de chiffre, fortement serrés,
porter le pied en adduction forcée, tout en le maintenant à
angle droit sur la jambe. »

Quel que soit l'appareil qu'on utilise, on fait durer la contention de trente-cinq à quarante-cinq jours selon les cas.

Le pied sorti de l'appareil, le manque de consolidation n'est pas toujours apparent, un cal fibreux a pu se former permettant quelques jours de marche, mais le plus souvent il apparaît nettement que la consolidation est imparfaite. Il s'agissait alors d'une de ces nombreuses fractures de Dupuytren à réduction apparente, où les fragments n'étaient pas dans un axe suffisamment voisin de leur diaphyse par suite d'un redressement incomplet de l'astragale ; et si la vitalité du membre (amoindrie, il est vrai, par une constriction si longue, appliquée sur l'ensemble du membre inférieur) n'a pu remédier à cet écartement, il est inutile d'insister. Une réduction sanglante est nécessaire.

La mobilisation doit commencer aussitôt, le malade étant éten lu. On lui permettra ensuite de poser le pied à terre, mais sans marcher. Enfin, après quelques jours, il pourra faire quelques pas avec un bâton.

Un massage de plus en plus précis, l'électricité au besoin, doivent être associés à la mobilisation.

L'appareil que nous avons fait construire et breveter doit, théoriquement (l'expérience seule nous dira ce qu'il en est), présenter les avantages suivants :

1° Contention aux seuls points utiles, respectant la vitalité du membre ;

2° Appareil *découvert*, permettant, non seulement de surveiller la fracture, mais aussi de la masser, etc. ;

3° Contention pouvant être graduée plus ou moins selon les circonstances (œdème, fausse consolidation, amyotrophie):

4° Possibilité de soigner même les points où s'exerce la

contention ; l'appareil était construit de telle sorte que *cha-
cun des trois points où s'exerce la force peut être mis à nu
sans inconvénient*, pourvu que les deux autres soient exactement maintenus.

5° Possibilité de déplacer de haut en bas la force qui
agit sur les malléoles de façon à pouvoir ménager au besoin
les surfaces comprimées ;

6° Appareil applicable à des membres de taille et même
de volume différents ;

7° Appareil permettant, en cas d'intervention sanglante,
de maintenir légèrement la réduction, tout en surveillant la
cicatrisation.

En vue d'obtenir ces résultats, notre appareil breveté a
les caractéristiques suivantes:

C'est une armature métallique enserrant sans blesser le
pied, de telle sorte qu'elle forme avec lui un « tout » rigide.

Un système de glissière permet de l'adapter à toutes les
longueurs de jambe.

Les faces contentives sont appliquées :

1° Sur le tibia (bord interne partie inférieure) ;

2° Sur la malléole péronière et par son intermédiaire sur
la face externe de l'astragale ;

3° Sur le calcanéum pour réduire la luxation en arrière ;

4° Sur l'*ensemble* du pied valgus pour le ramener en
masse, en dedans et en « varus ».

Les forces prennent contact avec les parties molles par
l'intermédiaire de *tampons pneumatiques (ou au moins élas-
tiques et souples)*, tampons de calibres différents, immédiatement interchangeables selon l'état des parties à comprimer. La force constrictive des tampons est réglée au

moyen d'une vis qui permet d'obtenir lentement les progressions les plus minimes. Figure 2.

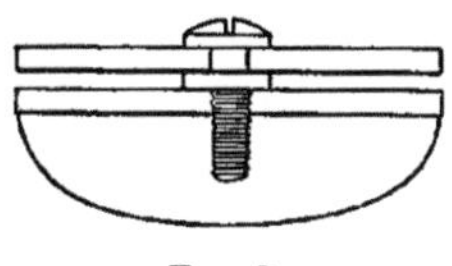

Fig. 2.

Ces tampons sont déplaçables à volonté, ce qui permet de mettre à jour la partie comprimée en cas de douleurs, sphacèle, plaie, etc. Le tracteur élastique, qui agit sur

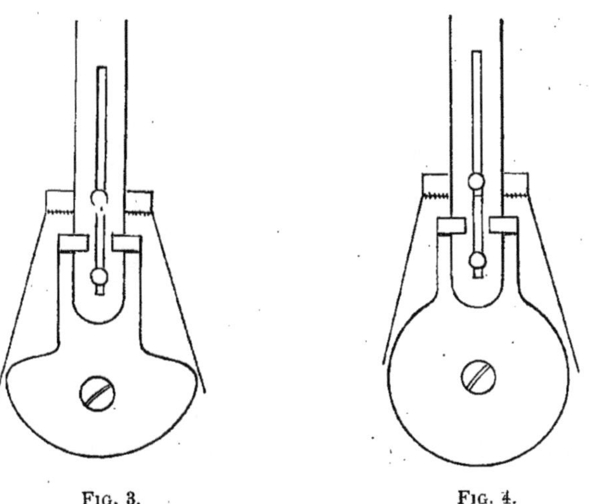

Fig. 3.   Fig. 4.

l'ensemble du pied pour le maintenir en « varus », permet de faire glisser les tampons et de dégager la région sans danger de déplacement. Ce tracteur peut être utilisé au dé-

but des manœuvres de réduction pour fatiguer les muscles.

Ce tracteur, qui passe au-dessous du pied, peut être
fixé, au choix, plus ou moins haut sur l'armature interne
ou sur une tige attenant à cette armature, muni au besoin à sa partie inférieure d'une poulie.

Les figures 3 et 4 montrent les deux tampons de forme

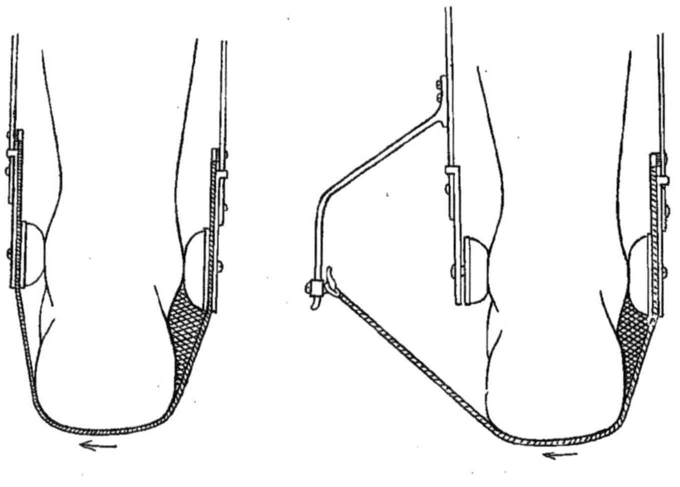

Fig. 5.   Fig. 6.

différente. L'un est fait pour comprimer l'extrémité inférieure du tibia, l'autre est destiné à agir surtout sur l'astragale en redressant la malléole péronière.

Ces tampons sont indépendants du tracteur *qui les en-
cadre* par ses deux chefs terminaux. Les mêmes figures
représentent les tampons amovibles par glissement de bas
en haut, mais le déplacement du compresseur peut aussi

se faire par déplacement d'avant en arrière par un système de charnière avec cran d'arrêt.

La région ombrée visible à la partie externe de la jambe

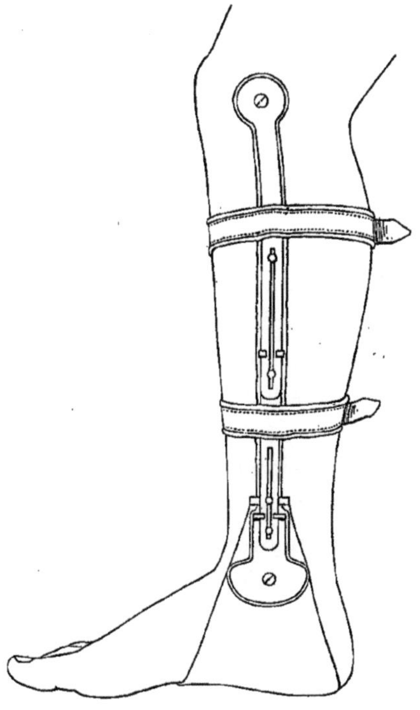

Fig. 7.

représente un coussinet compressible quelconque et qu'on peut facilement adapter et improviser avec des débris de liège, du feutre, de l'étoupe, etc. Ce coussin rend l'action du tracteur plus étalée et plus efficace.

CHAPITRE V

ÉTIOLOGIE DES CALS VICIEUX

Les consolidations vicieuses tiennent : 1° à une réduction primitivement incomplète, 2° à une contention défectueuse, 3° si l'on admet la théorie de M. Paul Delbet, à une impuissance du cal à s'ossifier ; toutes causes qui permettront les déviations secondaires.

Déjà nous avons signalé les causes d'irréductibilité primitive, les règles d'une bonne réduction et d'une contention exacte ; nous n'y reviendrons guère, pour insister au contraire sur les déviations secondaires.

Éliminons donc les fractures irréductibles comme causes de cals vicieux. L'intervention sanglante dans les huit jours a dû en avoir raison et les mettre à l'abri, plus que les autres, de tout déplacement. Restent les fractures mal réduites ou mal contenues.

Nous avons dit plus haut ce qu'on peut penser des réductions apparentes non basées sur la radiographie, mais sur le signe trompeur d'un redressement du pied. Ces fractures « soi-disant réduites » sont légion et légitiment la boutade de M. Reclus : « Ce n'est pas toujours le cal qui est vicieux, mais bien souvent le chirurgien. » Grâce à la radiographie, à l'intervention sanglante, elles seront de plus en plus rares, mais on n'ose songer à tous les estropiés qu'elles ont dû produire dans le passé. Et pourtant, s'il est une fracture où on ne doit pas se contenter d'un « à peu près », c'est bien dans cette lésion complexe.

Certains chirurgiens déclarent tout net qu'il n'y a pas, à leur avis, de déplacement secondaire capable de dévier une fracture réellement réduite et exactement maintenue. Sans épouser absolument cette opinion extrême, nous parlerons encore des déplacements secondaires, mais il est entendu que ces déplacements secondaires s'adressent, le plus souvent, dans notre esprit, à des fractures qui n'ont jamais été qu'apparemment réduites.

Pour que ces déplacements se produisent, il faut évidemment un vice dans l'immobilisation : fractures abandonnées à la contention hasardeuse d'un appareil de Dupuytren, à la trompeuse sécurité d'un appareil plâtré, bien fait, pas renouvelé, laissé sans surveillance. C'est alors que le membre, toujours disposé à revenir au « coup de hache », malgré une adduction artificielle, et un redressement apparent, subira, sous l'action constante de la contractibilité et de la tonicité musculaires, ces déformations qui le conduiront à la consolidation vicieuse.

Ces déformations secondaires sont de deux sortes : les unes qu'on pourrait appeler déformations secondaires précoces, les autres qu'on pourrait nommer tardives. Toutes deux correspondent aux deux phases par lesquelles va passer la fracture supposée réduite.

Dans une première période, tant que l'amyotrophie n'aura

pas progressé et remplacé la tonicité et plus tard la contracture, le danger sera surtout dans la contractibilité des muscles. Toutes les conditions qui favoriseront les contractions musculaires, seront autant de causes de déplacements secondaires précoces : l'*obliquité trop grande du trail de fracture*, la *petitesse des fragments*, leur *situation juxta-articulaire* au point d'attache de muscles puissants, l'*hémarthrose*, etc.

Dans une deuxième période (de longueur indéterminée, et que terminera seule l'intervention libératrice) l'amyotrophie, qui a progressé, a diminué le danger de déplacement du côté musculaire. D'autres causes, ayant besoin de temps pour se manifester, provoqueront, lentement et sûrement, des déformations secondaires tardives. Les îlots-fibro-cartilagineux, dispersés, çà et là, au hasard des déplacements, vont s'ossifier sur place, s'*hypertrophier par exagération du processus de réparation*, et c'est ainsi que le pied se déformera définitivement sous la poussée des cals exubérants, des hypertrophies osseuses. Si le patient marche, la *suractivité fonctionnelle* augmentera encore la force de cette poussée osseuse, d'où le volume parfois énorme des anciens cals.

On comprend fort bien que la malléole interne soit plus atteinte par l'hypertrophie que la malléole externe dont les ligaments sont relâchés : comme le poids du corps tend, pendant la marche, à luxer le pied en dehors, elle est le siège d'une congestion intense : depuis l'astragale qui tiraille en dehors des ligaments deltoïdes, jusqu'à la diaphyse tibiale, il y a place pour une ossification considérable tout le long de cette attelle interne, déplacée, allongée, élargie. Ce qui démontre bien le rôle de cette hypertrophie ligamenteuse, c'est que dans le « varus » l'hypertrophie porte, au contraire, sur la malléole externe.

A ces causes, il faut ajouter les troubles apportés dans le *fonctionnement du levier osseux* par les modifications de longueur des muscles et des ligaments, lesquels ont eu leurs points d'attache rapprochés ou éloignés, sans que leurs antagonistes aient éprouvé des modifications identiques.

Il faut tenir compte des lésions au niveau des séreuses (cas cité par Davin d'une synovite de la gaine de l'extenseur), des gaines tendineuses et des tendons ; plus exceptionnellement des compressions des nerfs ou de vaisseaux. Tous ces symptômes amènent une diminution de la vie physiologique du membre, surtout au niveau des petits fragments plus exposés et qui auraient pourtant besoin d'une énergique poussée réparatrice. C'est cet état de moindre activité, cette impuissance du cal à s'ossifier, qui constituerait, d'après M. Delbet, une cause fréquente de déformations secondaires.

Les cals vicieux dus à cette cause ont une particularité bien spéciale : quand on les incise, on constate qu'ils n'ont pas la dureté de l'os véritable, qu'ils se laissent facilement entamer (analogie avec d'autres cals juxta-articulaires : col du fémur, rotule). Ils échappent, en effet, à cette loi commune à tout os fracturé : l'alternative de la pseudarthrose ou de la consolidation complète. Sorti de l'appareil, le pied paraît solide, donc pas de pseudarthrose, mais pas de consolidation non plus, puisque la déformation se reproduit. Ces cals, en effet, restent parfois fibreux. Bien mieux, ils se déminéralisent. A la radiographie, les petits

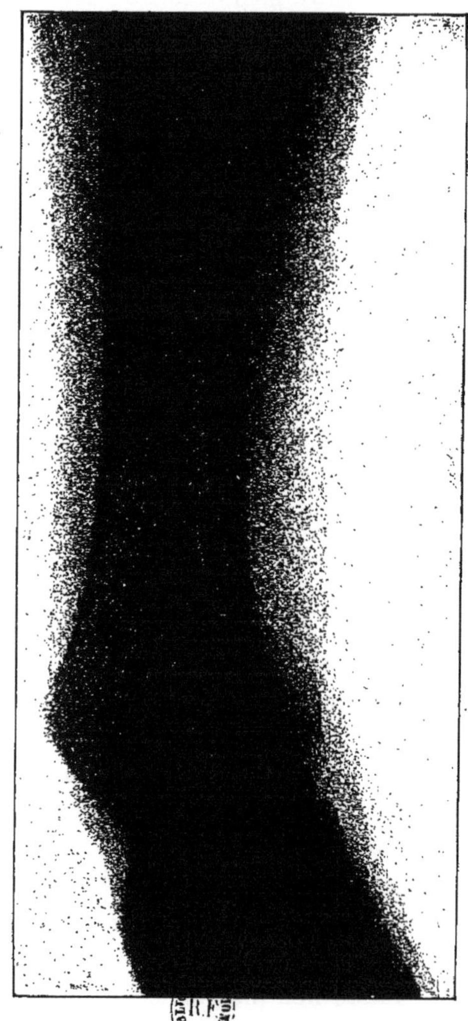

Fig. 8.

G. STEINHEIL, Éditeur.

fragments apparaissent plus clairs que le reste de l'os. M. Delbet fit le premier cette constatation. La comparaison de sa radiographie avec la nôtre est intéressante, parce qu'elle confirme son opinion sur l'état de ces cals.

De l'état de déminéralisation de ces petits fragments plus clairs que le reste de l'os, M. Delbet donna une explication fort plausible, se basant sur leur petitesse, leur mauvaise irrigation, leur faible vitalité. Ces esquilles, d'ailleurs, sont toujours dépourvues de périoste sur l'une de leurs faces.

Il en était de même dans l'observation de M. Leuret : le cal était fibreux. Il observa également la friabilité et le peu de dureté des fragments inférieurs. Dans les deux cas, c'était le fragment péronien le plus clair et le plus décalcifié (Voir fig. 8).

Toutefois, pour qu'on puisse admettre, sans contestation, l'impuissance du cal à s'ossifier, dans certains cas, comme cause possible des déviations secondaires à une guérison apparente, il faudrait, en effet, se basant sur des radiographies, prouver :

1° Que l'astragale a occupé sa place normale dans sa mortaise un temps *suffisant* pour que les fragments malléolaires inférieurs, qui le suivent partout, aient pu s'ossifier ;

2° Que le manque d'ossification de ces cals ne tient pas à un état diathésique, infectieux ou toxique du sujet.

En effet, si l'état friable, peu résistant, fibro-cartilagineux des fragments, peut s'expliquer, sans aucun doute, par les raisons que donne M. le professeur Delbet, on peut légitimement supposer que ces raisons sont secondaires

et que la prime cause de la déchéance vitale de ces menus
fragments est due à une inexacte réduction, laquelle a
permis aux causes citées par M. Delbet d'agir et d'avoir
tout leur effet. Il est évident que leur vascularisation serait
mieux assurée, leur périoste suppléé et soutenu, si une
réduction complète de l'astragale dans sa mortaise avait
ramené ces esquilles à la source normale de leur vitalité,
c'est-à-dire à leur diaphyse. Mais cette réduction n'était
sans doute pas parfaite, ainsi que cela arrive, malgré les
soins les meilleurs, dans ces fractures articulaires complexes comme la fracture de Dupuytren, quand on ne les a
pas traitées par l'intervention sanglante.

Par analogie, la situation juxta-articulaire, au niveau de
leviers musculaires puissants, des fractures du col du
fémur et de la rotule, expliquerait aussi leur réduction toujours « instable », forcément imparfaite, et, conséquem-
ment, leur état fibreux; et l'explication qu'en donne
M. Delbet, c'est-à-dire la présence de lambeaux flottants
effilochés venant s'interposer entre les fragments, confirme
le manque habituel de réduction complète de ces fractures.

CHAPITRE VI

ANATOMIE PATHOLOGIQUE DES CALS VICIEUX

L'anatomie générale des cals est assez variée.

Ordinairement, la ligne générale du membre rappelle la déformation classique de Dupuytren (valgus, coup de hache, etc.).

Le cal fait un angle saillant en dedans et en avant, moins prononcé en dehors. C'est surtout au niveau du fragment tibial qu'il est développé, se dirigeant vers le centre de l'article, calant véritablement le pied, limitant sa mobilité, apparaissant, en somme, comme le principal obstacle au redressement.

Le pied est *élargi*. La direction de l'interligne modifiée. La jambe paraît généralement allongée. Toutes déformations dues à des subluxations et déplacements intra-articulaires multiples. Le *déplacement en arrière* est d'ordinaire très visible. Il est très net sur nos deux radiographies. L'*équinisme* est plus rare ; il accompagne d'ordinaire des fractures de cause directe *avec lésions de l'astragale*.

Si l'arthrite a été intense, on a de véritables ankyloses, des fusions osseuses très étendues. Les faits, dans lesquels tibia, péroné, malléoles et astragale sont confondus en un bloc unique, ne sont pas rares : Nicaise en produit un beau cas avec autopsie (Rieffel). Il est plus fréquent de trouver un pont osseux, dû au troisième fragment, qui réunit les deux os de la jambe.

L'irritation intense et prolongée n'est pas seule en cause dans ces cals exubérants, il faut faire intervenir aussi l'état de jeunesse et de santé du sujet.

L'état cartilagineux, la médullisation ne sont pas rares. Dans ses recherches sur l'ostéogenèse, Ollier prouve que les mouvements répétés prolongent la période cartilagineuse et déterminent la médullisation immédiate ; s'ils sont longtemps continués, ils peuvent même produire l'absorption du cal. Ainsi donc, l'intensité plus ou moins grande de l'inflammation pourra déterminer tantôt une exubérance ou une exagération de la solidité du cal, tantôt une diminution de sa consistance. Ainsi s'expliquerait la formation de ces cals énormes, éburnés, d'une résistance considérable, qu'ont rencontrés certains opérateurs, et aussi la genèse de ces cals dégénérés, mous, friables, graisseux, de ces stalactites, pointes, becs osseux, développés parfois au niveau des insertions musculaires, et, enfin, la présence de tumeurs blanches, d'ostéophytes, etc., qui se produiraient sous l'influence de ces mêmes causes générales sur un terrain débilité par la maladie ou la diathèse.

Le tégument est souvent altéré. Sur le bord interne du pied, devenu le siège d'une pression anormale, ont apparu des durillons, bourses séreuses, eschares, etc.

En somme, toutes les parties du cou-de-pied : os, muscles, ligaments, synoviales, gaines tendineuses, tendons, vaisseaux, nerfs et peau, sont plus ou moins altérés, — par causes mécaniques, physiologiques ou autres — altérations entretenues et exagérées par l'irritation continue de la région, si le malade use de son membre.

Ces déformations multiples amènent, on le conçoit, des déplacements du centre de gravité, des changements dans la statique du membre ; le poids du corps, en effet, n'est plus transmis au sol par une voûte solide, formée d'os légèrement mobiles les uns sur les autres. La rupture de l'équilibre rend la marche impossible.

L'impotence absolue et la douleur à laquelle sont condamnés ces estropiés est telle, qu'ils sont généralement résignés à l'amputation. L'ostéotomie peut leur rendre un membre utile.

CHAPITRE VII

TRAITEMENT OPÉRATOIRE DES CALS VICIEUX

§ 1

Le traitement curatif, malgré ses résultats souvent excellents, est une solution médiocre toujours suivie d'une incapacité fonctionnelle, minime parfois, mais définitive. Le meilleur traitement des cals de Dupuytren sera donc surtout préventif; et tout chirurgien, qui, pouvant agir dans des conditions d'asepsie suffisante, n'est pas intervenu, doit s'attendre, malgré tout son art, à des déceptions toujours possibles.

Le traitement poursuit deux buts : 1° un redressement solide de l'axe; 2° la restauration fonctionnelle ; la première condition est relativement facile à remplir, la restauration de la fonction est plus difficile à réaliser.

La première idée qui vint aux chirurgiens antiques, devant ces déviations, fut le redressement par la violence. L'ostéoclasie manuelle, aussi ancienne que la médecine, était née. On prévoit les dégâts que provoquaient ces manœuvres d'empiriques fier-à-bras, et ce qu'il advenait alors des parties molles : cartilages, ligaments ou tendons.

Reine incontestée, avant l'antisepsie, alors que toute section à ciel ouvert était un pis aller entouré de graves dangers ; l'ostéoclasie, devenue progressive, méthodique et suffisamment précise, grâce à d'ingénieux appareils qui lui ont permis de survivre, disparaît cependant de plus en plus de la pratique chirurgicale.

L'on se demande, en effet, alors que nous pouvons désormais être aseptiques, par conséquent voir et réparer au mieux, sous le regard, sans danger sérieux, des lésions si diverses et si différentes à traiter, pourquoi nous irions confier le succès à une force, même progressive et limitée, mais nécessairement aveugle et pleine de surprises.

Si, toutefois, certains chirurgiens utilisent encore l'ostéoclasie dans les fractures récentes mal réduites, c'est alors une ostéoclasie moins brutale, moins dangereuse pour les ligaments articulaires encore souples et mobiles; et ces cas exceptionnels sont plutôt des réductions complexes que des traitements de cals vicieux vrais.

D'ailleurs, l'ostéoclasie, — utile dans les redressements des membres et de certains cals, — est d'application difficile au niveau des articulations, surtout s'il y a lésion des parties molles ; laissant même, après la rupture, dans les déviations trop accentuées, un écartement considérable difficile à combler, et dont l'ostéotomie aurait eu raison par des pertes de substance.

Il faut, en effet, considérer comme exceptionnellement heureux, le cas cité par M. Junot, d'un cal avec énorme

saillie tibiale et déviation de 45°, traité et parfaitement
guéri par l'ostéoclasie.

Quant à l'opinion de M. Molière, de Lyon, qui employa
la même méthode pour rupturer le membre au-dessus du cal
vicieux dans un cas de fracture compliqué de plaies avec
os entouré de stalactites osseuses, on ne peut la considérer
que comme une opinion toute personnells appliquée à un
cas unique et par conséquent sans conclusions pratiques.

En somme, quand une cause indépendante du chirurgien
rend l'ostéotomie impossible, on conçoit qu'on puisse uti-
liser comme pis aller et à regret l'ostéoclasie ; mais seulement chez les jeunes sujets (avant dix ans, d'après une sta-
tistique de M. Campenon) et sur des cals récents (M. Duplay
dit six semaines), en utilisant d'ailleurs la main d'abord,
pour n'employer qu'en dernier lieu un appareil à pression
progressive et suffisamment localisée.

§ 2. — L'ostéotomie, ses principes généraux.

L'ostéoclasie écartée, le chirurgien s'adresse à l'ostéotomie.

Inutile de revenir sur ses origines hippocratiques, sur la
première ostéotomie du Français Lemercier (1813), sur son
abandon momentané en france, sa vulgarisation en Alle-
magne, et enfin sa généralisation tardive dans notre pays,
à la suite de Richet (1873), Lefort (1878), etc. Elle ne s'ap-
pliquait guère alors qu'aux diaphyses.

Sous-cutanée avant l'antisepsie et souvent combinée à
l'ostéoclasie, aux sections tendineuses , elle ne pouvait être

que linéaire. Pratiquée depuis, à ciel ouvert, sous ses multiples formes d'ostéotomie linéaire ou cunéiforme, accompagnée ou non de résection, de ténotomie, d'enchevillement, etc., elle est désormais devenue une opération perfectionnée qui parfois donne des résultats excellents, inconnus des précurseurs.

On peut en résumer ainsi les principes généraux :

Opération précoce. Les cals, comme les luxations s'aggravent avec le temps.

Le redressement de l'axe avec solidité du pied est le but essentiel (par là nous entendons le redressement de l'astragale à la normale). La restauration fonctionnelle, avec conservation (ou même reconstitution) de la mortaise, constitue l'idéal. La question esthétique est naturellement secondaire.

Le chirurgien doit lire, au fur et à mesure, d'après les lésions qu'il rencontre, l'intervention convenable ; s'élevant progressivement du simple au complexe, selon la nécessité, guidé par l'état de mobilité de la malléole, et ne consentant aux pertes de substance osseuse ou articulaire, que si la section simple, idéale, ne suffit pas au redressement.

Toute opération de ce genre doit être, *de suite, résolument complète* : les sections et résections timides ont causé beaucoup d'insuccès.

Il est logique de commencer la section par l'os qui présente la plus grande déviation et de faire porter sur lui tout l'effort thérapeutique.

Il est essentiel de respecter autant que possible les attelles de la malléole externe surtout.

Pour le chirurgien qui s'apprête à opérer un cal vicieux bi-malléolaire, l'ostéotomie ne signifie pas seulement section de l'os, mais un ensemble d'interventions variées : sections, résections osseuses ou articulaires, débridement, ténotomie, enchevillement, en rapport avec la complexité des lésions qui s'offrent à son regard. C'est ainsi que dans ces cals de Dupuytren où l'articulation a toujours été atteinte, ostéotomie et résections articulaires sont forcément plus ou moins associées. L'une et l'autre se complètent, et tel chirurgien qui pense faire de simples sections osseuses, finit souvent par une résection articulaire. Inutile donc de les concevoir autrement, de les séparer dans notre esprit. S'appliquant à ces interventions complexes, le mot « ostéotomie » prend naturellement lui-même un sens plus large.

Toutefois, cette intervention s'applique à un ensemble de lésions si diverses qu'il est utile de les classer : tout autre, en effet, au point de vue du pronostic fonctionnel et de la complexité, sera une ostéotomie qui respecte relativement l'articulation ; tout autre, une intervention franchement intra-articulaire.

L'ostéotomie avec simple section ou résection osseuse, convient aux cals que nous avons appelés extra-articulaires, c'est-à-dire à ceux qui n'ont pas obstrué suffisamment l'article pour empêcher le redressement de l'astragale ; tandis que l'ostéotomie, avec ouverture de l'article et résections articulaires, convient aux cals que nous avons appelés intra-articulaires, c'est-à-dire à ceux qui ne permettent le redressement de l'astragale, qu'après ouverture de l'articulation et enlèvement de l'obstacle. D'où le tableau suivant :

I. Cals extra-articulaires. — Ce qui caractérise ces cals, c'est le peu d'élargissement inter-malléolaire, leur volume réduit, leur déviation en valgus peu angulaire, mais surtout la *mobilité relative du pied*. On sent à l'œil et au doigt, que l'obstacle n'est *pas articulaire* mais plutôt *péronier d'abord* (soudure à angle obtus externe) tibiale ensuite (hypertrophie de la base de la malléole).

On est fixé, d'ailleurs dès le début de l'opération, sur la catégorie du cal, quand on a obtenu la mobilité et le redressement après une simple section et résection quelconque des deux os. Il arrive même, en cas de malléole interne intacte, que *l'unique* section du péroné suffit pour redresser le pied.

A ces cals conviennent donc :

1° *L'ostéotomie linéaire oblique double des deux os* (avec ou sans résection osseuse et suivant le trait de fracture. Ou bien :

2° S'ils sont plus volumineux :

a) *L'ostéotomie linéaire oblique du péroné*, complétée par :

b) *L'ostéotomie cunéiforme du tibia.*

II. Cals intra-articulaires. — Ces cals sont plus déformants : il y a élargissement inter-malléollaire parfois très apparent ; et surtout le pied est immobile, comme soudé en « valgus ».

L'obstacle au redressement dans ces cals, est surtout intra-articulaire.

A ces cals convient le type d'intervention suivante :

1° *Ostéotomie linéaire oblique du péroné avec ou sans*

résection, selon l'écartement de l'angle, afin de libérer cet os,

2° Ouverture de l'articulation de façon à aborder l'obstacle en faisant sauter la malléole interne à sa base ; ensuite résection plus ou moins complète et variée.

Ces termes de cals, extra ou intra-articulaires, ne sauraient naturellement, être pris dans toute leur rigueur ; c'est seulement une classification commode, qui permet de différencier utilement des lésions qui comportent un traitement différent, car, il est évident, qu'il y a toujours lésion, si minime soit-elle, au niveau de l'articulation, et que c'est par pure convention que l'on appelle extra-articulaires les cals qui ne présentent pas d'obstacle au redressement dans l'intérieur de l'article.

§ 3. — Ostéotomie des cals extra-articulaires.

Il n'y a pas dans l'articulation d'obstacle
au redressement de l'astragale.

Ces cals, de dimension moyenne, avec pied *relativement mobile* et malléole peu élargie, correspondent, d'après les statistiques, à la moyenne des cas.

Leurs lésions sont en général dues à des fractures de Dupuytren de causes indirectes, dans lesquelles le diastasis, seulement ébauché, n'a pas permis un déplacement trop accentué de l'astragale, ce qui explique l'absence, ou au moins le peu d'importance, des lésions intra-articulaires.

Pour atteindre son but : la mobilisation, et obtenir le redressement de l'axe ; le chirurgien, suit d'ordinaire, dans les étapes de son intervention, une progression toujours la même, ayant pour guide la mobilité plus ou moins grande du pied.

Quelque système que l'on compte employer, que l'on soit partisan de la section cunéiforme ou non, *le premier temps sera toujours la section du péroné.* Là, est la clef de la manœuvre. C'est le péroné, en effet, qui est la cause première de tous les accidents. Sans sa fracture, les péroniers et le tendon d'Achille n'auraient pas déterminé et maintenu la déviation. Il est donc logique d'attaquer d'abord le cal péronéal et, en agissant ainsi, on attaque directement la lésion.

Au lieu de faire une *section transversale* comme jadis, on fait d'ordinaire à son niveau, avec plus de sécurité, une *section oblique selon le trait de fracture.*

Cette section oblique, est plus logique : car l'étendue de sa surface, permet aux fragments supérieur et inférieur de rester toujours en contact, pendant les mouvements d'adduction du pied. En tous cas, qu'on suive ou non le le trait de fracture, qu'on pratique la section transversale ou oblique, cette section doit être telle, *qu'elle libère le fragment inférieur* et permette de le faire basculer en dehors. De plus, elle doit être, le plus souvent, accompagnée d'une *résection* du cal : c'est pour avoir fait une simple section du péroné, sans enlever de rondelle osseuse, que M. Kirmisson a vu une déviation corrigée se reproduire.

Quand la malléole interne est intacte, ou a peu près, quand la déviation est légère avec cal récent, peu développé, il arrive que cette simple section et résection du péroné, suffise au redressement. Toutefois, c'est exceptionnel, et les exemples qu'on en donne, s'appliquent, presque tous, à des fractures de Dupuytren avec peu ou point de déplacement.

Aussi, presque toujours, faut-il agir également sur le tibia. Comment ? En faisant la simple section de cet os après celle du péroné on a obtenu en effet quelques succès mais cette ostéotomie double du tibia et du péroné n'a jamais suffi que dans les cals peu angulaires et de volume réduit.

On trace, dans ce cas, sur le relief du tibia, et parallèlement à la première incision péronéale, une seconde incision verticale de 8 centimètres environ, partant du sommet de la malléole interne. A l'aide de la rugine courbe, on décolle le périoste épaissi, puis, avec le ciseau et le maillet, on fait une section transversale au niveau de la malléole interne, soit à sa base, soit au niveau probable du trait. Arrivé près de la face cartilagineuse de cette tubérosité, on arrête la section et on rompt la malléole osseuse qui n'a pas été sectionnée, en portant le pied en forte abduction : il se produit un craquement indiquant que l'os est rompu. On s'essaye alors à la correction de l'attitude vicieuse et l'on constate généralement, par l'impossibilité d'un redressement parfait, l'inutilité de la section que l'on vient de pratiquer, et la nécessité, pour obtenir la correction, de faire subir à l'un des deux os une perte de substance. On s'adresse, dans ce cas, au segment inférieur du tibia, dont on enlève un coin osseux à base interne, manœuvre par laquelle on aurait pu avantageusement commencer d'emblée, sans s'attarder à la simple section, inutile et quelquefois gênante pour la taille exacte du coin.

Cette opération qui consiste à compléter *l'ostéotomie*

oblique du péroné par l'ostéotomie cunéiforme du tibia, a été préconisée surtout par M. Duplay et Delbet.

Sur ce sujet, voici l'opinion de M. Duplay :

« Lorsque l'ostéotomie seule du péroné, ne permet pas de réduire la difformité, on doit, dit-il, séance tenante, pratiquer l'ostéotomie du tibia au niveau de la malléole interne. Mais ici, bien plus encore que pour le péroné, une ostéotomie linéaire serait insuffisante, et, il est nécessaire — en raison de l'épaisseur de la masse de la malléole interne — de pratiquer une section cunéiforme à base interne. L'angle ainsi ouvert en dedans, permet de reporter la malléole dans la direction du tibia et de redresser le pied. A mon avis, c'est l'opération de choix qui convient en particulier aux cas compliqués ».

L'observation de M. Leuret que nous rapportons plus loin, confirme bien, que, l'ostéotomie oblique de l'un et même des deux os, est le plus souvent insuffisante, et qu'il est nécessaire, dans la plupart des cals de moyenne grosseur, de réséquer un coin osseux. C'est pourquoi, à la suite de MM. Duplay et Delbet, la plupart des chirurgiens recourent d'emblée à l'ostéotomie cunéiforme. Ce mode d'intervention a déjà donné de nombreux succès et semble avoir rallié désormais, la plupart des opérateurs, comme correspondant à la moyenne des cas.

S'il est vrai, toutefois, que le principe de l'excision d'un coin plus ou moins large, au niveau du cal interne, est généralement admis quand le volume de la déformation exige une perte de substance, il ne *s'applique qu'à des cas où l'articulation n'est pas encombrée*, car si celle-ci était immobilisée par un obstacle, on aurait fait une opération

médiocre : il est, en effet, plus logique, dans ce cas, d'aller
à la cause pour la supprimer c'est-à-dire d'ouvrir l'articulation. Sinon, l'articulation reste encombrée et le redressement qu'on a obtenu, n'est qu'un redressement factice dû
au jeu d'articulations voisines, mais non de l'articulation
tibio-astragalienne, pourtant seule en cause. Le chirurgien
doit donc avoir une opinion nette sur l'état de l'articulation
avant de faire subir au tibia une perte de substance qui peut
être inutile.

Si l'on se décide pour la section cunéiforme, on pourrait procéder ainsi :

Déterminer exactement la base du coin, base en rapport
avec l'intensité de la déviation et la profondeur du cal.

Décoller le périoste sur la plus petite étendue possible.

Poursuivre alors *alternativement*, les deux sections, en
leur donnant l'inclinaison voulue :

1° Section linéaire dirigée en bas et en dehors, commençant un peu au-dessus du trait de fracture;

2° Section linéaire dirigée en bas et en dehors, de façon
à rencontrer la première à une profondeur d'un à deux centimètres, selon l'épaisseur, et, en rentrant le moins possible
dans l'articulation;

On fait sauter le coin osseux.

Ordinairement le reste du cal cède sous la pression des
mains. Si toutefois, le redressement n'était pas suffisant, il
serait toujours temps d'enlever, sur le fragment supérieur
du tibia, une nouvelle parcelle osseuse.

Il arrive que, malgré cette double ostéotomie, avec perte
de substance, le redressement est encore imparfait. Un

fragment intermédiaire, vicieusement consolidé entre le tibia et le péroné, en est souvent la cause. (Delbet) La face antérieure du tibia dénudé, permettra de l'apercevoir, de le réséquer.

En cas d'équinisme persistant du pied, on combattra sa cause, soit par la ténotomie, si c'est le cas, mais plus souvent par la résection d'un cal exubérant formé aux dépens du bord antérieur du plateau tibial, et qu'il faudra supprimer d'abord, car on aurait fait une ténotomie inutile si on devait le réséquer secondairement.

Si après des divers opérations, le redressement n'est pas obtenu, c'est que l'obstacle est dans l'articulation ; il s'agit alors d'un cal qui exige une résection articulaire, si minime soit-elle.

§4. — Ostéotomie des cals intra-articulaires. Résections.

(Il y a, dans l'articulation, un obstacle au redressement de l'astragale.)

Dans les cals intra-articulaires, l'origine de la fracture est souvent de cause directe : une force traumatique considérable est nécessaire pour expliquer les désordres complexes qui les accompagnent : le déplacement considérable de l'astragale et des malléoles (origine d'un cal intra-articulaire énorme), les fractures surajoutées de fragments astragaliens ou tibiaux, sources variées de néo-formations osseuses, et enfin le diastasis, qui, en mobilisant largement l'astragale, a permis tous ces désordres.

On comprend que ces cals soient plus déformants que les autres : avec élargissement tibio-péronier, souvent visible à l'œil, déviation très angulaire *avec pied immobile* et comme soudé en valgus.

Dans les cals extra-articulaires, l'obstacle primitif était surtout au péroné dans ceux-ci, au contraire, l'obstacle principal est au niveau de l'articulation.

Sections et résections osseuses, suffisaient dans le premier cas ; elles doivent, dans le second cas, s'accompagner de résections articulaires.

a) **Ostéotomie sus-articulaire** (1). — Il est naturel que le chirurgien aille droit à l'obstacle c'est-à-dire à l'articulation : toute autre intervention qui redresserait le pied sans enlever l'obstacle intra-articulaire, serait une opération illogique et défectueuse, car, nous l'avons vu, le redressement du pied n'est réel et efficace au point de vue fonctionnel, que si on a réintégré l'astragale en situation normale dans sa mortaise. C'est la condamnation de l'ostéotomie sus-articulaire qui, ne s'adressant pas à la cause réelle, se contente de remettre le pied dans l'axe, et laisse persister les lésions intra-articulaires parfois désastreuses au point de vue fonctionnel et dont on ne peut dire quel sera le sort ultérieur.

Les cas d'ostéotomie sus-malléolaire avec résultats satisfaisants, pour traitements de cals intra-articulaires, (c'est-à-dire justiciable d'emblée de résection articulaire,

(1) Section des deux os au-dessus de l'articulation, préconisée par Diederichs (de Bonn) pour les cals après fracture bi-malléolaire, par conséquent non articulaire comme le sont toujours plus ou moins les fractures de Dupuytren.

serait intéressant à rechercher mais il est vraisemblable que ces cas heureux devaient entrer dans la catégorie des cals que nous avons appelés extra-articulaires, justiciables, par conséquent, de l'ostéotomie linéaire double, avec excision d'une plus ou moins grande quantité de substance osseuse, cunéiforme ou non.

Il parait illogique que le seul redressement des axes, par l'ostéotomie sus-articulaire, lequelle ne s'occupe pas de l'astragale plus ou moins luxé ou fracturé, donne des résultats fonctionnels aussi satisfaisants que ceux qu'on aurait pu obtenir par la résection en redressant l'astragale.

Si les chirurgiens paraissent ne pas s'entendre à ce sujet, c'est que certains semblent faire confusion entre l'ostéotomie double au niveau du cal (par conséquent juxta-articulaire) qui est l'opération classique en France, et l'ostéotomie sus-articulaire vulgarisée par les Allemands Diederichs et Helfcrich, et que ces derniers appliquaient sur tout au redressement des cals après fracture bi-malléolaires et non aux cals plus ou moins articulaires de la fracture de Dupuytren.

On comprend que dans les cals complexes intra-articulaires l'alternative se présente : résection articulaire ou opération classique de Duplay ; on comprend moins l'alternative ; résection ou ostéotomie sus-articulaire.

Nous ne voyons, pour préférer cette dernière à la résection que des cas de cals intra-articulaires avec fusion des os telle qu'il n'y ait plus trace de mortaise ; qu'on ait, de plus, des raisons pour ne pas espérer refaire une mortaise et craindre d'entreprendre une opération atypique dont on suspecte les résultats.

b) **Les résections.** — Le chirurgien va donc ouvrir l'articulation pour enlever l'obstacle qui s'oppose à la réintégration de l'astragale dans sa mortaise, il va faire une résection articulaire : non pas la résection tibio-tarsienne complète, mais, si possible, une résection telle qu'on puisse espérer certains résultats fonctionnels, c'est-à-dire, une résection incomplète, avec conservation de la malléolepéronière, reconstitution au besoin de la malléole interne.

On pourrait procéder ainsi : après incision verticale sur le tibia, incision que l'on prolonge un peu au-dessous de la malléole interne, dénudation de l'os à la rugine, on fait sauter au ciseau tout le plateau inférieur du tibia très près du cartilage, puis on pratique, avec la scie, la section de la partie supérieure de la poulie astragalienne, de façon à enlever sa surface articulaire, lésée ou informe. L'articulation étant ainsi largement ouverte, il est facile de reconnaître et de supprimer toute cause d'irréductibilité qu'on pourra rencontrer.

M. Gangolphe propose la formule suivante :

Sectionner le péroné à 5 centimètres au-dessus de la malléole.

Libérer et diviser la malléole interne à sa base, en supprimant les adhérences fibreuses et excroissances osseuses, puis, après redressement : fixation nouvelle de la malléole interne par une suture métallique.

Autre formule plus générale :

Retrancher 1 ou 2 centimètres de péroné en conservant la malléole externe.

Dégager l'extrémité inférieure du tibia, luxer le pied

en dehors, enfin réséquer le tibia et réduire la difformité.

Au chirurgien d'adapter ces divers procédés aux cas différents auxquels ils correspondent.

Ces types schématiques d'intervention ne conviennent, d'ailleurs, que quand il existe encore une plus ou moins grande surface de l'articulation ; mais, si l'on se trouve devant un bloc articulaire, il ne s'agit naturellement plus d'intervention classique mais atypique : on excise alors les surfaces nécessaires au redressement, sans s'occuper de l'articulation absente, en donnant à cette surface la forme qui convient, d'après le volume et l'état angulaire du cal.

Voici comment opéra M. Lejars dans un cas de ce genre :

« Je crus devoir l'attaquer d'abord à l'énorme saillie de la face interne : je pratiquai une incision en Y et je dénudai à la rugine le côté interne du cou-de-pied et du tarse; puis je taillai un coin aux dépens de la malléole tibiale, de l'astragale et du squelette du bord interne du pied.

« Une seconde incision mit à nu la malléole péronière et j'excisai, au dedans de sa face interne, un épais copeau qui en diminua notablement le volume ; je pus alors redresser le pied. »

Le danger de ces interventions est de dégarnir l'article de ses tuteurs latéraux, d'où l'utilité d'un évidement malléolaire spécial :

« Chez notre dernier malade, dit M. Lejars, nous avons fait sauter, par un trait de ciseau oblique, toute la moitié superficielle de la malléole externe, et la lamelle interne conservée suffisait encore à jouer le rôle de malléole. »

Dans un but identique, M. Labbé tailla, dans l'épaisseur de la malléole tibiale hypertrophiée, un *coin vertical à base inférieure*, et, de cet évidement central, résulta un espace triangulaire creusé en pleine malléole, dont les parois se juxtaposèrent, dès que le pied fut ramené en dedans.

M. Doyen, après section du ligament latéral interne (ou plutôt du cal le remplaçant), renverse le pied en dehors et, tout en ménageant les tendons, évide toute la moitié interne de la mortaise tibio-péronière en enlevant un copeau curviligne intéressant la partie articulaire de la malléole interne. Dans ce cas, son but essentiel était de ménager la malléole interne ou, au moins ce qui pouvait en être utile.

Rappelons enfin que le chirurgien peut se trouver en face de déformations pour ainsi dire monstrueuses. Chez un opéré de M. Verneuil, le cou-de-pied était en baïonnette, le péroné coudé à sinus externe ; en dedans le fragment supérieur du tibia dessinait un énorme relief sous la peau adhérente et ulcérée. M. Verneuil réséqua l'extrémité saillante du tibia, sectionna le péroné, fit la ténotomie des péroniers latéraux et redressa le pied.

Du reste, dans les cals, si la déformation osseuse est essentielle à corriger pour le redressement, ce n'est pas tout, et il faut encore tenir compte des adhérences et de la rétractation des tendons, de l'atrophie musculaire, des altérations mêmes du tissu osseux éburné ou osseux. C'est alors que le traitement pour être complet exige les ténotomies diverses du tendon d'Achille, des péroniers, etc. ; et le chirurgien peut avoir à libérer les tendons de leurs adhérences, à les isoler d'une gangue fibreuse et superficielle qui les immobilise (1). Verneuil, à la suite de Lisfranc

(1) L'allongement du tendon péronier (*Bulletins et Mémoires de la Société de chirurgie*, 1908).

(Bulletin de la Soc. de chirurgie), posé le principe de la suppression des tendons abducteurs et adducteurs du pied dont la contraction était, suivant lui, l'unique cause de la difficulté de la réduction (1), et déclare avoir eu à se repentir d'avoir conservé les tendons des péroniers. Les résultats de ses observations tendraient à prouver que cette pratique est bonne. On peut lui objecter, toutefois, que si l'ossification se fait mal, le malade gardera un membre inutile, à cause de la mobilité latérale, et que la ténotomie des péroniers est inutile si l'on a eu soin de conserver la malléole.

Quelle est la valeur de ces résections? Selon le degré plus ou moins grand d'intégrité dans lequel elle laissera la mortaise d'abord, les ligaments ensuite, elle sera excellente, médiocre ou mauvaise. L'état et la surface du cartilage ont naturellement à ce sujet une grande importance. « C'est une excellente opération, dit Duplay, quand on peut conserver les deux malléoles ; elle est encore bonne quand on ne sacrifie pas la malléole externe, sinon c'est une mauvaise intervention qui nécessite alors l'emploi d'un appareil à tuteurs. »

Cette intervention ne donne pas toujours des résultats certains : elle est toujours sérieuse. M. Quénu a pratiqué sept ou huit fois l'ostéotomie et n'a pu réduire qu'une seule fois. Dans les autres cas, il a été forcé d'avoir recours à la résection articulaire. Il pense donc la résection tibio-tarsienne nécessaire dans la majorité des cas.

Il ne faudra pas compter sur le rétablissement de la fonction, il y a forcément *une certaine ankylose*, ce qui ne veut

____

(1) LEJARS, *Semaine médicale*, 1893.

pas dire impossibilité de la marche : cette ankylose, en effet, atteint une articulation qui peut facilement être suppléée par celle des os voisins. Quant à *la régénération articulaire*, ce n'est que chez les jeunes sujets qu'on pourra *théoriquement* l'espérer.

Dans les cas de lésions intra-articulaires dus à l'infection (carie, nécrose, etc.), ou à des fractures multiples et complexes, l'ouverture de l'articulation permet, selon les cas, de réséquer, d'extraire telle esquille ou partie d'os. C'est ainsi qu'en cas de fracture compliquée de l'astragale, il arrive qu'après l'emploi des diverses interventions que nous avons longuement décrites, on ne peut obtenir une réduction suffisante, utile, qu'après résection ou extirpation de l'astragale lui-même.

c) **Astragalectomie.** — Généralement il s'agit d'un pied valgus équin (ce qui est rare), avec fracture des malléoles et de l'extrémité inférieure des os de la jambe.

« Si l'astragale est libre d'adhérences, nous conseillons le procédé d'extirpation indiqué par Ollier dans son *Traité des résections*, mais si cet os est soudé dans la mortaise tibio-péronière, il y a tout intérêt à l'enlever avec la gouge et le maillet. On peut encore l'extirper avec la simple et forte curette tranchante, qui l'enlève par copeaux, par une brèche que l'on aura pratiquée à la partie antéro-externe de l'articulation. Cette manière de faire n'est qu'une conséquence de l'idée directrice, d'après laquelle les malléoles doivent être toujours respectées, soit pour la régularité de la néarthrose future, soit pour la solidité de l'ankylose.

« On peut aussi aborder l'astragale par sa face interne,

si la malléole interne est hyperostosée et le siège d'une ulcération. On fait alors une incision qui circonscrit l'ulcération ; on décolle le périoste épaissi avec la rugine et, à l'aide de la curette, on creuse cette malléole. Arrivé sur l'astragale, on enlève une partie ou la totalité de l'os avec la gouge jusqu'à ce que l'on obtienne la réduction du pied. » (Morestin.)

Ces extirpations de l'astragale donnent, en général, d'excellents résultats.

d) **Enchevillements, etc.** — Après les nombreuses sections osseuses que comporte l'ostéotomie, on pourrait, sans doute, s'en remettre à la contention d'un appareil exact pour obtenir l'ossification définitive et la coaptation des fragments. Mais les causes de déplacement sont si nombreuses qu'on prend d'ordinaire contre lui des précautions spéciales et qu'avant la fermeture de la plaie on fixe les fragments les plus mobiles, par un procédé quelconque : chevilles, plaques métalliques, vis, agrafes, de Jacoël ou de Lambotte, etc. Il arrive, en effet, quelquefois, que, malgré une parfaite réduction, le pied, laissé à lui-même, se reporte *automatiquement* « en valgus » et qu'il suffit d'appliquer le doigt sur la malléole externe pour maintenir la correction. Cette circonstance, observée par M. Delbet, peut sans doute être due à la contracture musculaire, mais peut-être aussi à ce fait que la réduction n'a pas été obtenue avec réintégration complète de l'astragale dans sa mortaise, mais avec l'aide d'une adduction forcée, aux dépens des articulations voisines : elle serait dans ce cas la preuve d'une opération incomplète qui aurait laissé subsister un obstacle quelconque intra-articulaire.

Quoi qu'il en soit de la cause de ce déplacement, M. Paul Delbet pratique dans ces cas l'enchevillement des fragments avec « une petite mèche de perforateur, introduite obliquement de bas en haut, et de dehors en dedans, de telle façon qu'après avoir traversé la malléole externe elle va se planter dans le plateau du tibia. L'effet de cette mèche ainsi plantée est merveilleux ; elle maintient si parfaitement la réduction qu'on peut manier la jambe comme on veut sans que le pied se déplace. La mèche métallique sort par l'extrémité inférieure de l'incision externe qui est suturée complètement sans drainage » (1). Bien qu'en principe une cheville métallique, rigoureusement aseptique, puisse être tolérée indéfiniment par les tissus et, à ce point, englobée dans le tissu osseux néo-formé, qu'elle semble faire corps avec l'os (analogie avec les balles de plomb), il est préférable de l'enlever quand le cal paraît solide.

A l'appui de ce nouveau procédé opératoire, M. Menier rapporte trois observations de son maître, M. le professeur Delbet, observations qui constituent, en effet, un excellent argument en faveur de la méthode de l'enchevillement dans les cas rebelles.

L'observation que nous apportons de M. Leuret, lequel s'est servi, dans un cas semblable, d'une cheville d'ivoire, confirme l'innocuité et l'utilité de ces enchevillements.

(1) PAUL DELBET, *Clin. chir. de l'Hôtel-Dieu* (1897).

CHAPITRE VIII

TECHNIQUE GÉNÉRALE DE L'OSTÉOTOMIE

La préparation du malade est importante : l'asepsie doit être rigoureuse, les articulations s'infectent si facilement ! D'ailleurs, toute complication septique serait désastreuse dans une intervention pour une infirmité sans danger par elle-même.

Grand bain savonneux deux jours avant. Friction énergique surtout au niveau de la lésion, qu'on laissera recouverte, jusqu'au moment de l'opération, d'un pansement de compresses aseptiques. Anesthésie. Désinfection de la région. Placement des champs. Le membre sera étendu sur un sac de sable aux deux tiers plein et couvert d'une alèze. Comme instruments : maillet lourd et dur en bois de gaïac ou en cuivre, ostéotomes ordinaires de différentes dimensions ou ostéotomes ondulés de Hennequin, ostéotomes à onglet du même, utiles pour protéger les parties molles (1), gouges de dimensions variées. Incision franche.

(1) M. Mencière, de Reims, a imaginé un ostéotome pneumatique se maniant automatiquement comme un revolver. Il est destiné à sculpter mécaniquement les surfaces osseuses, à pratiquer l'évidement, la trépanation, etc.

Hennequin conseille de recouvrir les lambeaux rabattus de compresses appliquées sur leur surface cruentée, ce qui a le triple avantage : 1° d'éviter les souillures ; 2° de dégager le champ opératoire ; 2° de ne pas immobiliser un aide.

Le périoste devant être décollé seulement dans l'étendue et la direction de la future section osseuse, il ne faudra le couper qu'une fois fixé sur le genre d'ostéotomie qu'on veut pratiquer. On le décollera sur la plus petite étendue possible. L'ostéotome bien en main, on progressera par petits coups secs.

Dans la section cunéiforme du coin tibial, il est recommandé de travailler alternativement à l'une ou l'autre section.

Hennequin insiste sur l'importance de l'aide chargé de tenir le segment inférieur du membre : par ses manœuvres, c'est lui qui montre à l'opérateur ce qu'il doit faire pour réaliser la coaptation des fragments ; c'est lui qui met en saillie les points sur lesquels doit agir l'instrument tranchant, pour tailler, rectifier les surfaces, lever les obstacles. Par les tractions exercées sur le segment tenu solidement, il fait juger s'il est nécessaire de suturer les fragments pour assurer leur contact.

Une question importante, c'est celle de l'immobilisation des fragments après l'opération : la question a été résolue de diverses façons. Et la solution, on le conçoit, ne peut être absolument la même pour chaque cas. On a beaucoup employé les sutures osseuses au fil d'argent ; leur emploi est sujet à des objections : on leur a reproché, avec raison, de retarder la consolidation, de produire parfois des fistules, et surtout de ne pas être solides. M. Pierre Delbet, après les avoir employées, les abandonne pour la même raison (1). Elles sont pourtant indiquées, mais associées aux vis ou chevilles, s'il y a des fissures ou une tendance à la formation d'éclats, et dans traits transversaux. M. Lambotte (d'Anvers) pose en principe qu'il faut réunir les fragments, d'une façon assez rigide, pour que la pose d'un appareil de contention soit inutile. Grâce à ce système, il peut, dès les premiers jours, mobiliser le membre.

Après avoir étudié les différents procédés de synthèse, il ne conserve que les suivants :

1° Vissage simple des fragments. Il a fait construire, dans ce but, une vis originale dont l'extrémité est munie d'une petite mèche qui fait la voie et qui permet au pas de vis de mordre, à mesure que la mèche s'enfonce. Il y a un mandrin porte-vis que l'on peut fixer sur un perforateur, etc. Inutile donc de faire un trou avant le vissage.

2° Prothèse métallique perdue, avec plaque d'aluminium ou d'acier doux qu'on peut modeler et cisailler ; ces attelles sont percées çà et là de trous pour les vis fixatrices;

3° Les agrafes spéciales aux fractures épiphysaires. Il a rendu ces agrafes plus légères, plus pointues ; on peut les enfoncer directement, sans forage préalable.

Pour la fracture de Dupuytren, il préconise surtout le vissage, qu'il a employé avec succès.

L'enchevillement, à la façon de M. Delbet, a donné des résultats analogues à ceux de la vis de M. Lambotte.

(1) Si on les emploie, Lane recommande les deux principes suivants : 1° ils doivent être le plus possible rapprochés du trait de fracture ; 2° leur direction doit être perpendiculaire au trait.

On emploie volontiers en France la suture « en cadre » de Lejars (Dujarrier).

Quant aux agrafes de ce dernier, elles ne valent sans doute pas mieux, et peut-être moins, que l'agrafe de Jacoël, employée, à la suite de MM. Dujarrier, Tuffier, etc., par M. Leuret, et dont l'ingénieuse disposition en squame d'épi permet d'entrer progressivement et sans éclat dans la substance osseuse et surtout de résister admirablement.

D'autres opérateurs ont employé avec succès des os de veau, de simples clous, des vis de charpentier (Lane) (Dr Riche). Schede (de Berlin) préfère les chevilles d'ivoire ; d'une façon générale, d'ailleurs on accuse les corps étrangers utilisés d'être des agents puissants d'ostéite raréfiante, et certains chirurgiens, comme Walther (de Paris), préfèrent la suture avec gros catgut à tout corps étranger métallique. Quand, dans les cas exceptionnels à fragments isolés, on croit ne pas devoir compter tout à fait sur la contention de l'appareil, M. Chaput ne craint pas les sutures métalliques, mais il a soin de laisser les chefs du fil en dehors, de façon à pouvoir le détordre et l'enlever après la consolidation. D'après Quénu, l'ostéite raréfiante serait plutôt due à la façon de faire la suture qu'à la suture métallique elle-même : on a tort, dit-il, de trop dénuder l'os pour faire les trous.

Que l'on se soit décidé pour tel ou tel mode de fixation, et sans se laisser influencer par l'optimisme de M. Lambotte, que l'expérience et le temps confirmera peut-être, il sera bon d'immobiliser parfaitement le membre opéré dans un appareil plâtré ou dans un appareil dans le genre du nôtre.

Tant vaut l'appareil, dit Hennequin, tant vaut le résultat final ; et à ce propos, il insiste sur le rôle essentiel de l'aide, qui, au moment de la solidification du plâtre, doit résister avec énergie à une fatigue prolongée.

Il sera prudent de vérifier l'état de la circulation sitôt l'appareil mis en place.

Durée de la contention: 3o jours environ.

Si l'on a utilisé les agrafes de Jacoël, on les enlève quelques jours après la cocaïne.

Il ne reste plus qu'à assurer la restauration fonctionnelle par la mobilisation, le massage, etc. Il sera prudent de ne permettre au malade de marcher qu'après une longue mobilisation (le malade étant couché), et après plusieurs séances où on lui aura seulement permis la station sans marcher.

OBSERVATIONS

Obs. I. — *Ostéotomie linéaire du péroné et du tibia au niveau
du trait de fracture, complétée par une section cunéiforme.
Enchevillement. Agrafes de Jacoël* (Obs. de M. le docteur
Leuret, chirurgien de l'hôpital Saint-Joseph).

Mme R..., 4o ans, glisse dans sa chambre le 27 mars 1908. Son
pied se tourne en dehors, dit-elle, et elle perçoit très nettement
deux craquements, l'un au moment de sa chute, l'autre en
essayant de se relever. La malade fait aussitôt venir un rebou-
teur, qui lui fait garder le lit pendant quinze jours, puis l'envoie
à la campagne. Elle y reste pendant trois mois, marchant péni-
blement avec deux béquilles et souffrant beaucoup. Rentrée à
Paris, elle reste dans cet état jusqu'au mois de février 1909,
où elle entre à l'hôpital Saint-Joseph. Voici ce que je constate à
ce moment :

Le pied a été laissé dans la position exacte propre aux fractures de Dupuytren. Porté très en dehors dans sa totalité, il présente une déviation en valgus très prononcée.

L'axe prolongé de la jambe passe en dedans du bord interne
du pied, qui, de plus, est en entier déjeté en arrière.

On voit, comme s'il s'agissait d'une fracture récente, à 5 centimètres au-dessus de la pointe de la malléole externe, le coup
de hache classique.

Du côté interne, l'extrémité inférieure du tibia, qui ne se con-

tinue pas avec la malléole interne déjetée en dehors, dessine sous
la peau tendue un relief très net.

Lorsque la malade essaye de se tenir debout, la déviation du
pied s'accentue et le poids du corps repose sur le bord interne
du pied dont la face plantaire regarde presque directement en
dehors. Cette position, jointe à la douleur et à l'œdème qui se
développe après quelques minutes de station debout, rend la
malade absolument impotente, et elle ne peut faire que pénible-
ment quelques pas à l'aide de deux cannes.

Je fis radiographier cette malade, et sur l'épreuve il est facile
de constater les lésions. Sur l'épreuve de profil, on voit facilement le déplacement en arrière du pied, ayant entraîné avec lui
les fragments du tibia et surtout du péroné.

Ce que l'on voit sur la radiographie de face est plus intéressant. En dehors du déplacement des fragments qu'il était
facile de prévoir, on peut, d'avance, se rendre compte de ce
qu'en effet je trouverai au moment de l'intervention. Le fragment inférieur du péroné apparaît beaucoup plus clair que le
reste de l'os. M. Pierre Delbet dans une clinique à l'Hôtel-Dieu,
en 1897, avait fait la même constatation. L'explication qu'il en
donne est fort plausible. Ce fragment petit, mal irrigué, peu
nourri par les tissus fibreux environnants, dépourvu de périoste
sur une de ses faces, subit le sort de tous les petits fragments
osseux et se décalcifie peu à peu. J'ai pu constater comme lui
que ce fragment était très peu dur et se laissait tailler au bis-
touri, sans presque qu'il soit besoin pour l'entamer de se servir
du ciseau. Le fragment interne paraissait sur la radiographie
mieux conservé et cependant son état anatomique était le même
que celui du fragment externe. Sur les conseils et avec l'aide de
mon ami Huguier, fort compétent en chirurgie osseuse, j'inter-
vins le 19 février dernier.

Diverses interventions ont été proposées pour remédier à cet
état de choses.

L'ostéoclasie, qui autrefois avait sa raison d'être, n'en a plus
maintenant que nous savons être aseptiques. L'ostéotomie trans-

versale du tibia et du péroné a été employée par quelques chirurgiens, à la suite de Trendelenburg, de Hahn, de Diederichs. Elle est traditionnelle, car si elle corrige en partie l'apparence de la déformation, elle ne corrige pas cette déformation elle-

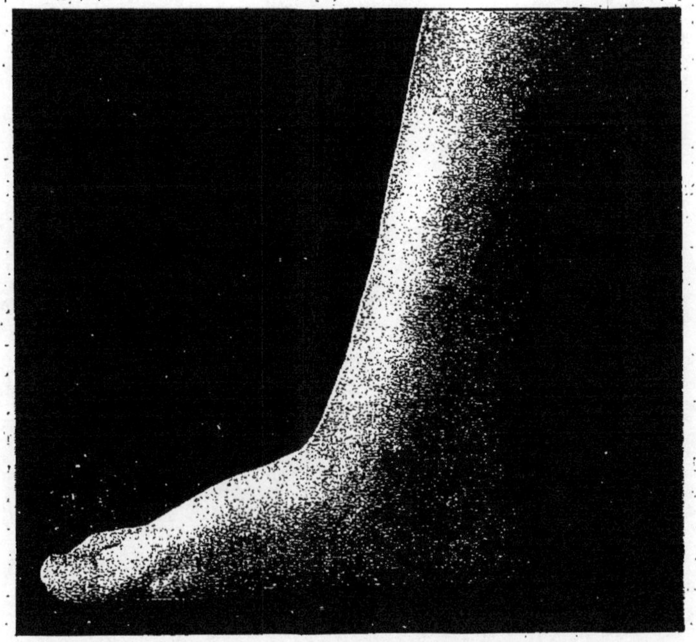

FIG. 9.

même, et les surfaces articulaires conservent l'une vis-à-vis de l'autre des rapports nouveaux d'une direction anormale.

L'ostéotomie a été pratiquée sur la malléole tibiale seule ou sur la malléole péronière seule. Ces interventions limitées, qui ont pu dans certains cas donner des succès, n'ont pas paru s'appliquer à ce cas en raison de sa complexité, et d'emblée, sur le conseil de M. Huguier, j'ai décidé d'intervenir sur les deux malléoles.

C'est la ligne de conduite que recommande M. Pierre

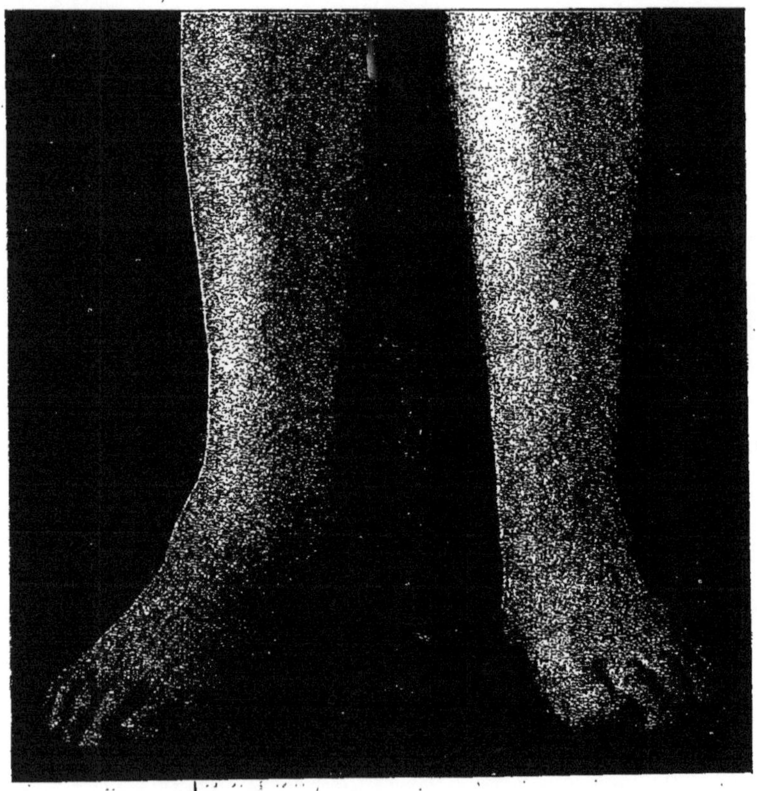

FIG. 10.

Delbet, après avoir expérimenté par lui-même l'ostéotomie transversale.

L'opération a été pratiquée de la façon suivante : Incision

longue le long du péroné en partant de sa pointe et remontant haut pour me donner un large jour sur la lésion osseuse.

Libération à la rugine du.périoste sans grande difficulté. Le trait de fracture apparaît. Il est fibreux et se dirige en bas, en avant et en dedans. Très facilement avec le ciseau je l'incise de façon à mobiliser le fragment comme il se trouvait au moment de l'accident : cette libération me fait pénétrer dans l'articulation tibio-tarsienne. A ce moment je constate, comme il était prévu, que la réduction est impossible et qu'il faut nous porter sur la malléole interne.

Incision longue sur la malléole tibiale. Libération à la rugine du périoste : ostéotomie très facile de la base de la malléole tibiale.

A ce moment, la réduction s'opère avec facilité. Mais la malléole interne forme avec le tibia un angle dièdre ouvert en dehors ; pour que les deux surfaces s'appliquent l'une à l'autre, je suis obligé d'enlever un coin osseux sur l'extrémité tibiale.

Il aurait donc mieux valu faire d'emblée, au niveau du trait de fracture, une ostéotomie cunéiforme à base interne.

Pour maintenir la correction qui s'obtenait à ce moment avec beaucoup de facilité, j'ai fixé la malléole au tibia avec une agrafe de Jacoël. Quant au fragment péronier, il a été le plus facilement du monde, à cause de son peu de dureté, fixé à l'extrémité inférieure du tibia par une cheville en ivoire.

Appareil plâtré.

Trente jours plus tard j'enlève l'appareil, puis quelques jours après, à la cocaïne, j'ôte l'agrafe du tibia, et le quarante-cinquième jour je commence la mobilisation, le massage et peu à peu j'autorise la malade à poser le pied par terre, puis à marcher.

Le 5 juin la malade quittait l'hôpital, ayant recouvré la plus grande partie de ses mouvements et marchant sans le secours d'aucun bâton.

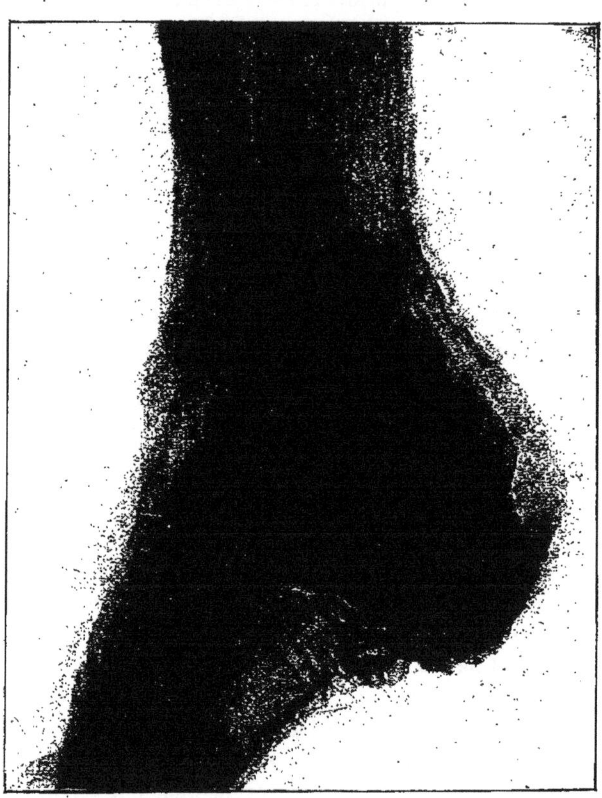

Fig. 11.

G. STEINHEIL, Éditeur.

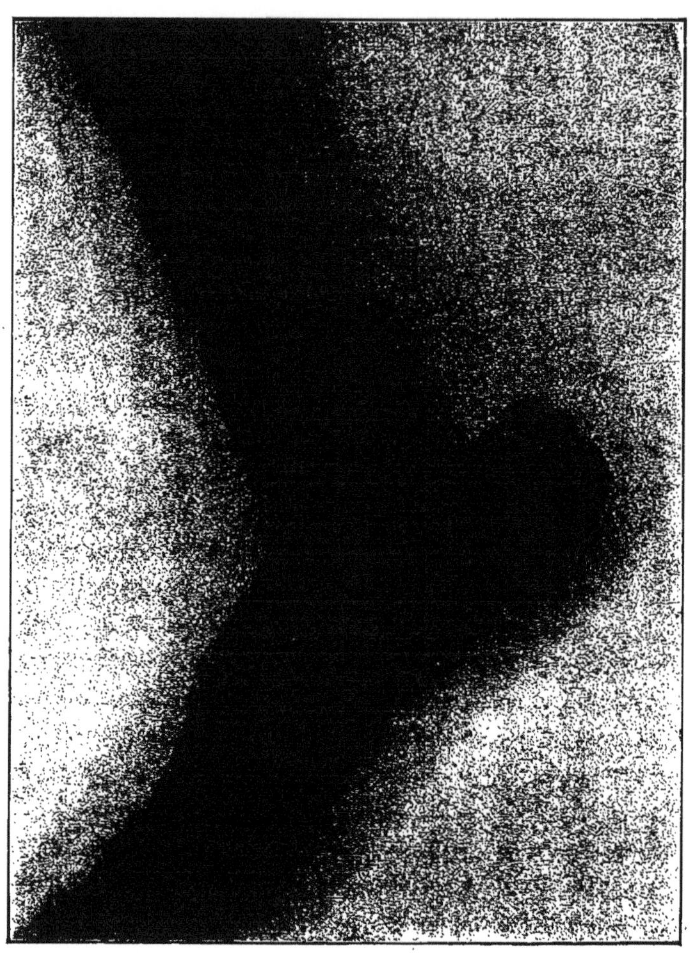

Fig. 12.

G. STEINHEIL, Éditeur.

Obs. II (inédite). — *Fracture bimalléolaire déjà ancienne avec cal vicieux du cou-de-pied chez une femme déjà âgée de 64 ans. — Impotence presque absolue. — Ostéotomie bimalléolaire. — Bon résultat ;* par le docteur MAYET, chirurgien de l'hôpital Saint-Joseph.

Mme H..., 64 ans, vient me voir au mois de juin 1909, pour un cal vicieux du cou-de-pied gauche. Voici l'histoire qu'elle me raconte. Au mois de janvier précédent, un jour de verglas, elle sort dans la cour d'une ferme où elle habite, tombe et se fait une fracture de la partie inférieure de la jambe gauche. Cette personne est très forte, adipeuse, et surtout très variqueuse. A la suite de cet accident elle est soignée par un médecin du village voisin, puis par un chirurgien de la ville la plus proche. On la met d'abord dans une gouttière pour laisser l'hématome, se résorber, puis cinq à six jours après le traumatisme, sans la chloroformer, on applique sur sa jambe et son pied une gouttière plâtrée, en s'efforçant de réduire la fracture du mieux possible. Repos au lit pendant 40 jours.

Quand on enlève l'appareil au bout de ce temps, on constate une déformation considérable du cou-de-pied : le pied est tout à fait reporté en dehors. Massages, mobilisation, tentatives de marche pendant 4 mois. Mais l'état du membre laisse toujours beaucoup à désirer, la marche est pour ainsi dire impossible, la malade réussit à faire seulement une dizaine de pas, appuyée sur une canne.

Je l'examine et je constate les restes d'une fracture bimalléolaire avec cal vicieux, ballottement astragalien, et pied très notablement reporté en dehors. Cette position d'abduction est telle que dans la marche la malléole interne vient toucher le sol. La radiographie confirme le diagnostic.

En présence de ces symptômes, je tente de temporiser, espérant que le temps, le massage et la mobilisation amélioreront la situation, et je prescris un traitement dans ce sens. Je revois la malade au mois de septembre, elle n'est guère mieux. Tenant compte de son âge avancé, de l'état très variqueux de son membre, je veux encore temporiser. Mais en novembre l'état s'est encore aggravé.

Je me décide alors à intervenir et le 16 novembre, avec l'aide de mon ami le docteur Seuret, chirurgien adjoint de l'hôpital Saint-Joseph, je fais une double ostéotomie malléolaire, puis je m'efforce de faire descendre la malléole externe et de la faire basculer pour réduire l'articulation dans sa position habituelle en refoulant la malléole interne ostéotomisée.

Cette réduction se fait avec un peu de peine, l'hémorragie osseuse est intense ; je parviens cependant à mettre le pied à peu près dans l'axe normal par rapport à la jambe. Sutures au catgut, appareil plâtré pendant 40 jours. Suites parfaites. Au bout de 40 jours, ablation de l'appareil, réunion par première intention. La correction n'est pas parfaite, mais elle est infiniment supérieure à l'état primitif, la malade a gagné 80 p. 100.

Période intermédiaire de rééducation et de mobilisation, qui dure un mois environ. Puis la malade commence à marcher.

Actuellement, cinq mois après l'ablation de l'appareil, la correction de la difformité s'est maintenue, la malade marche aisément sans canne dans la maison, mais avec une claudication très nette. Avec une canne cette claudication disparaît presque complètement. Elle peut faire 3 et 4 kilomètres dans sa journée, et peut facilement rester debout ou marcher une heure durant. Le port d'une chaussure orthopédique améliore encore les résultats.

CONCLUSIONS

Le *diastasis* existe toujours plus ou moins dans toute fracture de Dupuytren. Il est souvent méconnu à l'œil, difficile à trouver à la radiographie.

Ce diastasis non corrigé favorisera les déviations secondaires, en permettant la mobilité anormale de l'astragale.

Seule, l'intervention sanglante, en permettant de le reconnaître et de le réduire sûrement, donne toute sécurité sur l'avenir.

Le *déplacement en arrière* est quelquefois peu apparent, masqué par l'œdème, mais habituel.

Il est logique de le réduire avant de ramener, par l'adduction forcée, l'astragale dans sa mortaise. Si on le néglige, non seulement l'adduction peut être inefficace, mais tous les déplacements ultérieurs sont possibles, en particulier l'équinisme dont il est la première étape.

Le fait que le pied était en *flexion forcée*, au moment de l'abduction, doit faire soupçonner des lésions de l'astragale et faire préférer l'intervention sanglante.

Une fracture de Dupuytren n'est pas forcément réduite

parce que, à première vue, on a redressé le pied sur la
jambe. Il ne s'agit dans ce cas que d'une fracture apparemment réduite.

Le mouvement qui a ramené le pied en adduction, peut
fort bien s'être passé dans l'articulation astragaléo-calca-
néenne et la médio-tarsienne; l'astragale n'y ayant que
peu ou pas contribué.

En effet, à l'examen radiographique de certaines fractures considérées comme réduites, encore sous l'appareil,
on a découvert que l'astragale n'emplissait pas la mortaise
élargie et qu'il y avait un vide entre les deux surfaces des-
tinées pourtant à être étroitement unies ; en un mot, il y
avait manque de contention de l'astragale plus ou moins
luxé sur lui-même (Chaput et Tuffier).

Le plus souvent, si l'on n'ouvre pas le foyer (l'examen
clinique étant impuissant à cause de l'œdème, de l'hémarthrose etc.), la radiographie seule permet de dire qu'une
fracture de Dupuytren est réellement réduite.

Une fracture est sûrement réduite : 1° si l'astragale est
à sa place, 2° si le diastasis qui existe toujours plus ou
moins et qui permettra son déplacement secondaire, a été
lui-même corrigé, correction le plus souvent qu'une intervention seule peut faire à coup sûr.

On peut légitimement supposer que la plupart des déviations soi-disant secondaires à la réduction n'étaient que
des déviations primitives et inaperçues, des fractures réduites seulement en apparence.

Il faut prouver en somme, radiographiquement, que l'astragale était bien en état de contiguïté voulue, au moment
de la réduction, et que cette contiguïté s'est maintenue un

certain temps, pour être autorisé à parler d'une *déviation réellement secondaire*.

Les meilleurs chirurgiens prétendent toutefois que les déplacements secondaires, après réduction réelle, existent bien. Il est probable qu'ils sont exceptionnels, et on peut supposer que des examens radiographiques multiples et méthcdiquement faits en diminueront de plus en plus le nombre.

Le traitement des cals est, en somme, une réduction tardive.

Comme pour la réduction primitive, ramener l'astragale dans une mortaise normale, est le but cherché.

S'il n'y a pas d'obstacles intra-articulaires suffisants à empêcher le retour de l'astragale dans sa mortaise, il s'agit des cals que nous avons appelés *extra-articulaires*.

Il s'agira au contraire de *cals intra-articulaires*, s'il y a obstacle intra-articulaire et disparition plus ou moins complète de l'articulation.

Les cals extra-articulaires ont comme caractéristique : la *mobilité relative du pied*. De plus, ils sont ordinairement de volume réduit, avec valgus peu angulaire, éloignement intermalléolaire peu accentué, diastasis invisible.

A ces cals conviennent donc :

1º L'ostéotomie linéaire oblique double des deux os (avec ou sans résection osseuse et suivant le trait de fracture). Ou bien :

2º S'ils sont plus volumineux :

a) L'ostéotomie linéaire oblique du péroné, complétée par ;

b) L'ostéotomie cunéiforme du tibia.

Les cals intra-articulaires sont naturellement plus déformants :

Le pied est immobile, comme soudé en valgus.

L'élargissement inter-malléolaire est parfois très apparent.

A ces cals convient le type d'intervention suivante :

1° Ostéotomie linéaire oblique du péroné (avec ou sans résection, selon l'écartement de l'angle) afin de libérer cet os.

2° Ouverture de l'articulation de façon à aborder l'obstacle en faisant sauter la malléole interne à sa base ; ensuite résection plus ou moins complète et variée, complétée ou non.

Il y a une progression logique dans la suite des manœuvres de l'ostéotomie, et c'est cet état de mobilité du pied qui indique au chirurgien de s'arrêter à telle ou telle étape de son intervention.

Le moment délicat de l'opération est après la section du péroné, quand, la mobilité n'étant pas obtenue (ce qui est habituel), il s'agit de se décider pour une section cunéiforme du tibia ou une véritable résection articulaire ; il se peut, en effet, que la section cunéiforme n'amène qu'un redressement artificiel du pied, en laissant subsister un cal intra-articulaire avec astragale déplacé. Ainsi s'expliquent les récidives qui se sont produites après cette section cunéiforme du tibia : elles avaient été incomplètes. C'était une franche résection articulaire qu'il aurait fallu faire.

L'opinion de certains chirurgiens est que la résection d'emblée, dans ces cas de doute, est plus sûre et que, dans la plupart des cals anciens, elle est indiquée.

L'ostéotomie sus-articulaire ou sus-malléolaire, c'est-à-dire au-dessus du cal, préconisée par Diederichs, etc., pour les fractures bi-malléolaires, a été appliquée par certains opérateurs aux fractures de Dupuytren. Elle est admissible, quand on ne veut pas faire la résection articulaire, en cas de fusion osseuse telle qu'on craint d'être obligé à une opération atypique dont on suspecte les résultats.

Elle crée naturellement une nouvelle difformité au-dessus de l'ancienne, et comme, en se contentant de remettre le pied dans l'axe, elle ne s'adresse pas à la cause réelle, elle laisse persister les lésions intra-articulaires parfois désastreuses au point de vue fonctionnel et dont on ne peut dire quel sera le sort ultérieur.

BIBLIOGRAPHIE

1° Traités. — Leçons de clinique chirurgicale (1).

1832. Dupuytren. — **Leçons orales de clinique chirurgicale.**
1840. Maisonneuve. — **Clinique chirurgicale,** 1863, t. I, p. 96.
1847. Malgaigne. — **Traité des fractures et des luxations,** Paris,
    1847, t. I, p. 803 ; t. II, pp. 993 et 820.
1872. Tillaux. — *Traité d'anatomie topographique. — Chirurgie cli-*
    nique, Paris, 1891, t. II.
1875. Richet. — *Leçons cliniques sur les fractures de jambe.*
1890. Kirmisson. — **Leçons cliniques sur les maladies de l'appareil**
    locomoteur.
    — Ollier. — **Traité des résections.**
1893-1895. Delbet (Pierre). — **Cliniques chirurgicales de l'Hôtel-Dieu,**
    1893-1897.
1895. Lejars. — *Leçons de Chirurgie.*
1898. Quénu. — **Le diastasis.** *Bulletins et Mémoires de la Société de*
    Chirurgie, 1907.
1899. Duplay. — **Leçons de clinique chirurgicale de l'Hôtel-Dieu.**
1907. Lambotte (Anvers). — *De l'Intervention opératoire dans les*
    fractures.
1908. Hennequin. — *Fracture des os longs.*
1909. Lane (Londres). — **The operative Treatment of fractures.**

2° Thèses.

1876. Deny. — *De la fracture du péroné avec déchirure du ligament*
    latéral interne (Paris).

(1) Les ouvrages ou articles les plus importants sont composés en
caractères gras.

1882. Gangolphe. — *De l'Ostéotomie dans le traitement des cals vicieux* (Lyon).

— Campenon. — *De l'Ostéotomie.* Thèse d'agrégation.

1890. Berteaux. — *Contribution à l'étude des déformations consécutives à la fracture de Dupuytren. Traitement par l'ostéotomie* (Nancy).

1893. Junot. — **Déformations consécutives aux fractures de Dupuytren vicieusement consolidées (En particulier le valgus). Traitement par l'ostéotomie** (Paris).

— Dovin. — *Des Traitements des consolidations vicieuses des fractures de jambe au tiers inférieur* (Paris).

1894. Huber. — *Contribution au traitement opératoire des fractures de l'extrémité inférieure de la jambe. Ostéotomie et suture malléolaire* (Lyon).

1896. Louart. — *De la fracture de Dupuytren avec cal vicieux et de son traitement* (Paris).

1900. Menier. — *De la fracture de Dupuytren* (Paris).

— Dujarier. — **Intervention sanglante dans les fractures** (Paris).

— Diederichs, de Bonn.

3º **Périodiques.**

1832. Dupuytren, *Gazette médicale*, t. III.

1840. Maisonneuve. — **Recherches sur les fractures du péroné.** *Archives générales de Médecine*, 3ᵉ série, t. VII, pp. 165 et 433.

1872. Tillaux. — *Gazette hebdomadaire de Médecine et de Chirurgie.*

1874. Joroco. — *Journal de Médecine et de Chirurgie.*

1881. Demons. — *Bulletin de l'Académie de Médecine* (septembre).

— Pollaillon. — *Sur une modification au procédé ordinaire de la résection tibio-tarsienne et du péroné. Bulletin de l'Académie de médecine* (septembre).

1883. Poncet. — *Lyon médical.*

— Trélat. — *Gazette des Hôpitaux.*

1886. Lucas-Championnière. — *Traitement des fractures juxta-articulaires par le massage. Bulletin général de thérapeutique.*

— Sebileau et Blaise. — **La fracture de Dupuytren.** *Archives générales de Médecine.*

— Tillaux. — *Gazette hebd. de Médecine et de Chirurgie.*

— *Congrès français de Chirurgie*, p. 313.

1888. Terrillon. — *Revue de Chirurgie*.

1890. Richet. — *Union médicale*, t. XX.

1891. Gangolphe. — *Lyon médical*.

1893. Duplay. — Du traitement des difformités consécutives aux fractures bi-malléolaires (Fr. de Dupuytren) vicieusement consolidées. *Union médicale*.

— Terrien.—**Réfection d'une mortaise tibiale.** *Revue de Chirurgie*, p. 660.

1894. Gérard-Marchant. — Ostéotomie du péroné et résection de la malléole interne par une fracture de Dupuytren, vicieusement consolidée. *Revue d'Orthopédie*.

— Duplay. — *Union médicale*.

1896. Souligoux. — *Revue de Chirurgie*.

— *Revue de Chirurgie*, **Massage**, p. 917.

1907. *Revue de Chirurgie*, **Résection du cou-de-pied**, t. I, p. 149.

— Morestin. — **Chirurgie générale des articulations.** *Revue de Chirurgie*, t. II, p. 283.

1897. *Revue de Chirurgie*, pp. 121, 265, 660. **Nouvelle opération ostéoplastique de la région tibio-tarsienne.**

1898. *Revue de Chirurgie*, Ostéotomie, pp. 82, 357, 478.

1899. Fractures et arthrite de l'avant-pied, p. 836. — *Revue de Chirurgie*, Fractures astragaliennes, p. 305.

— *Revue de Chirurgie*, t. XX.

1902. Molly et Richon. — *Revue de Chirurgie*, t. II.

1907. Quénu. — Diastasis, *Société de Chirurgie*, pp. 135, 706, 897.

Bulletins et Mémoires de la Société de Chirurgie de Paris.

1880. Nicaise, t. VI.

— Marc Sée, t. VI.

— Le Dentu.

— Labbé, t. VI.

— A. Desprès.

1882. Polaillon. — *Contribution à la résection tibio-tarsienne dans les fractures de l'extrémité inférieure de la jambe*, t. VIII. Rapport de M. Neveu.

1887. Reynier. — *Ostéotomie pour cals vicieux*, novembre.

1888. Doyen, février.

— Chouvel-Chervot, p. 665.

1894. Roux de Brignoles. — Rapport de M. Nélaton, *Sutures osseuses*.

1898. Fracture de Dupuytren, pp. 155, 426, 322.

1901. DELBET. — Fracture compliquée de Dupuytren, pp. 680, 699, Congrès de Chirurgie.

1902. MOLLY et RICHON.

1907, p. 739.

TABLE DES MATIÈRES

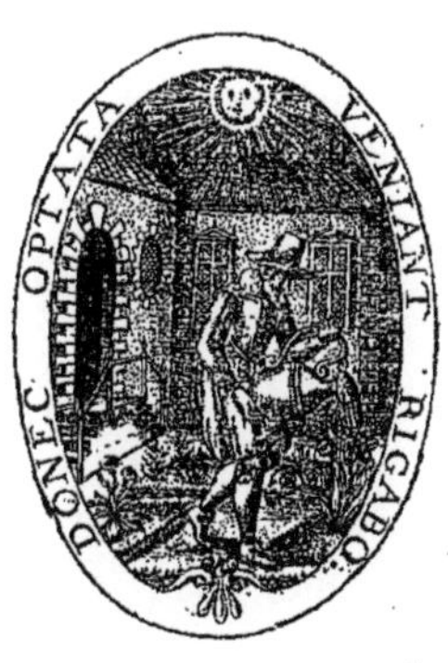

Tours, imprimerie E. Arrault et Cⁱᵉ.

www.ingramcontent.com/pod-product-compliance
Ingram Content Group UK Ltd.
Pitfield, Milton Keynes, MK11 3LW, UK
UKHW020327130726
13696UKWH00003B/1206